丽珊"她"
话题丛书

你可以生得更踏实

怀孕必须准备哪些事

张丽珊 著

天津出版传媒集团

天津人民出版社

图书在版编目（CIP）数据

你可以生得更踏实：怀孕必须准备哪些事 / 张丽珊
著. -- 天津：天津人民出版社,2014.1
ISBN 978-7-201-08414-5

Ⅰ.①你… Ⅱ.①张… Ⅲ.①妊娠期–心理健康
Ⅳ.①R715.3

中国版本图书馆 CIP 数据核字(2013)第 235779 号

天津人民出版社出版
出版人：黄　沛
（天津市西康路 35 号　邮政编码：300051）
邮购部电话：（022）23332469
网址：http://www.tjrmcbs.com
电子信箱：tjrmcbs@126.com
高教社(天津)印务有限公司印刷　　新华书店经销

2014 年 1 月第 1 版　2014 年 1 月第 1 次印刷
710× 1000 毫米　16 开本　17.75 印张
字数：260 千字
定　价：34.80 元

推荐序一

一个温柔的声音陪伴听众20年

知道丽珊始于1995年。天津教育广播台开通"亲子热线",邀请当时在天津青少年心理学界有影响力的丽珊担任专家主持;之后音乐广播台的"音乐心语"开通心理热线、经济广播台金牌节目"悄悄话"开通"青春红绿灯"专栏,都邀请丽珊担任专家主持……当时我认为丽珊是一位德高望重的老专家。

初次见到丽珊是在电台主办的天津市女性发展论坛,她的演讲理论功底深厚,语言表达精准,情绪饱满,精辟而独到的观点和幽默的语言引起观众阵阵掌声……见到本人多少让我有点意外,她那么年轻,脸上的表情那么干净,内心那么从容、恬静……我们相识了。十年来,我们成了无话不说的好朋友。

丽珊是学生的好老师。1993年她开始学习心理学,一直以来,她怀揣一颗爱心,为那么多学生和听众提供心理支持。在以《中国青年报》为代表的报纸上开设"与厌学孩子心灵对话"、"从孩子看家庭"、"丽珊青春信箱"等专栏,已出版13本关于青少年心理学的专著。丽珊将人的每一个选择都放到人生长河中进行考察,具有明显的前瞻性和预见性,给很多的来访者拨云见日,也形成了独特的丽珊心理咨询风格。

丽珊是企业管理者的好智囊。2004年她开始担任企业心理顾问,她的专业领域拓展到职业生涯规划、领导力提高、情绪管理、为500强企业选拔人才、绩效评估等多方面,将心理学应用到企业管理中,做到"人尽其才"。在她的"没有最好的职业,只有最适合的岗位"理念指引下,许多职业人走向了成功的人生,丽珊则成为真正的"托起太阳的人"。她在《每日新报》上开设的"九型人格与职场成败"、"中层危机"等专栏,丝丝入扣,帮助读者提高职场成长力。

丽珊是受众的好闺蜜。无论处于怎样的社会地位,最能牵动人心的唯有情感:友情、爱情、夫妻情、亲子情、手足情……丽珊通过天津生活台广播"丽珊热线"、《今晚报》"揭开原生家庭之谜"、《今晚经济周报》"丽珊面对面"、北方网"丽珊生活心理学大讲堂"等专栏,与受众娓娓道来。她剥丝抽茧,将受众的困扰梳理清楚,几种解决问题的方案及每个方案的效果预估清楚地呈现出来,然后请受众选择最适合自己的方案。

托尔斯泰曾经说过:"幸福的家庭都是一样的,不幸的家庭各有各的不幸。"每个人都希望自己成为先知先觉的人。阅读丽珊的这套丛书,透过来访者遭遇的困难和丽珊的答疑解惑,你会学到生活的智慧,你也会对幸福增强了预见性。

知己知彼,百战不殆。女孩要想收获婚姻的幸福,一定要先认清自己,知道自己的"痛点",了解自己的依恋模式,原生家庭父母的互动模式给自己带来的影响,明确自己希望通过婚姻获得什么……认清自己的目的是避免对婚姻存在不合理的期待。在认清自己的基础上,明确什么样的男生最适合自己。无论从过来人的视角还是为人父母,我都同意"丽珊—新门当户对"观点。我们见过太多女孩在婚姻中的跌跌撞撞,不仅影响了她们的心理成长、事业发展,更无从谈起幸福,而她们的父母也被拖进了痛苦的泥潭。如果她们在结婚前看看丽珊的《你可以嫁得更好》,回避不适合自己的男生,一切都会变得不一样。婚姻没有好与不好,只有是否适合,是否幸福。

孩子对于中国家庭来讲永远是重中之重,让孩子赢在起跑线的最好办法就是在怀孕之前考虑清楚几个问题:夫妻感情质量如何?是否可以给孩子一个稳定的家庭?孩子的到来使"二人世界变成多人世界",相关的人之间关系是否和谐?面对孩子的来临是否可以拧成一股绳,给孩子营造一个和谐的心理环境?孩子的潜意识像张白纸,在母亲的子宫里就开始记录各种内心感受了。作为准妈妈,你意识到自己的情绪将会直接影响孩子对自己、对未来世界的认识,甚至对孩子的性格构成不可逆的影响吗?给孩子积极向上的潜意识是母亲给孩子最好的生命礼物。临产前,你是否有信心应对小宝宝给你提出的各种挑战?看看丽珊的《你可以生得更踏实》,你可以让自己成为有准备的好妈妈。

男女两性最大的差别在于生活的关注点不同。男性属于社会,牵动他们的是外在环境,事业的成功是他们的最高追求;女性属于家庭,无论在事业上成功与否,最牵动女性的依然是婚姻的幸福和孩子的健康成长。既然家庭是女性心理环境的重要组成部分,就塌下心来和丽珊一起学习《给孩子不伤害的爱》吧,用温情邀请老公和自己一起为孩子创设温暖的家庭气氛,让孩子成长得更自信、更快乐、更有力量!

三本书都值得女性拥有,无论你处于哪个年龄段,盘点自己的来路,优化当下,预见未来,能够避免许多的唐突和误判。

我觉得"丽珊她话题"丛书的出版真是成熟女性的福音。作为天津人民广播电台的总编辑,我非常欣慰,我们为听众选对了心理专家。她品德高尚、专业精湛,更难得的是接地气。丽珊最大的特点就是将深奥的心理学理论与现实生活紧密地结合在一起,她对人情世故的精准把握,深入浅出,真正做到了从群众中来到群众中去,这使她的建议具有现实性和可操作性。20 年,丽珊无间断地通过电波为百姓排忧解难,提供最专业的心理支持;20 年,她用温柔甜美的声音、美丽至爱的心灵陪伴着一代又一代听众,滋养着一个又一个柔弱的心田;而天津广播也因为有了一大批像丽珊这样的专家而越来越受到听众的喜爱,成为大家离不开的朋友与伙伴。

通过这套丛书,我也充分意识到媒体的社会责任,我们为专家搭建了施展才华、用自己的专业知识服务百姓的平台,达成了普惠公众的效果。请更多品行高尚、专业精湛、与百姓生活息息相关的专家走进直播间,在为社会公众服务的同时,成就他们自己人生事业的梦想,同时也使媒体的影响力、正能量发挥到极致。

天津人民广播电台总编辑、台长　李英华

2013 年 7 月 18 日

推荐序二

丽珊心理疗法，适合中国人的心灵成长方案

1999年，由于事业和生活严重失衡，我陷入谷底。借回国参与NGO(非政府非盈利组织)高端论坛之机，向丽珊求助。丽珊用她独特的心理疗法帮助了我，她的辅导使我坚信无论在海外定居多少年，都无法改变中华文化在我内心的根深蒂固。崇拜丽珊、追随丽珊不仅使我的人生越来越幸福，也使我走上心灵成长师之路！

丽珊从事心理学工作二十多年，拥有很高的美誉度，但她从不张扬，是我见过的"高调做事，低调做人"的典范。她专注于心理咨询的理论研究和实践，成果颇丰正得益于此。

丽珊运用其独特的心理疗法帮助了无数来访者，这基于她扎实和广博的知识、探索人性的热情和丰富的人生阅历。历史专业出身的她更愿意用历史的眼光洞察人的发展与环境的关系，把握社会发展规律对人的影响。丽珊有着深厚的中华文化底蕴；熟悉心理学的读者在阅读中不难发现，丽珊博采西方心理学各流派之长，将两者有机地融合在一起，形成独具风格的丽珊心理疗法。我感觉该疗法与其他心理咨询流派最大的不同有三个方面：一是中华传统思想对每一个华人的心理价值取向构成深刻而深远的影响，尊崇这些思想会使自己的人生顺畅。二是父母都发自内心地爱孩子，而孩子也是爱父母的。由于双方成长的年

代不同,价值观和行为方式不同也是正常的。如果两代人本着"求大同,存小异"的态度,双方达成爱的互动,就会拥有幸福人生。三是提出原生家庭的概念。所谓原生家庭与新生家庭是相对而言的。原生家庭是由父母照料,孩子出生并成长的家庭;新生家庭是孩子长大之后组建的家庭。原生家庭对一个人的影响包括个性、人格、人际互动、情绪管理、恋爱、婚姻状况、事业发展的轨迹和可持续性等各个方面。原生家庭对新生家庭的影响是有规律可循的。

丽珊是一位极具创造性、思维灵动、语言活泼的心理咨询大师,本丛书中有很多借助数学方法解读人生的有趣的坐标图,其中涉及婚姻、亲子等各个方面,使原本在大家心目中看不见摸不着的心理现象变得具体而直观。

丽珊根植于耀华中学,对学生进行了 20 年的成长跟踪,她真实地感受到中学时代的人生体验对其一生的深远影响。丽珊扎根学校的同时也在广播电台、电视台、报纸、期刊、网络等各种媒体开设心理学专栏,为企业、团体做心理顾问以及心理咨询工作,这使她对不同社会阶层的人的心理有全面的把握,对成年人所面临的来自生活、人际、事业、金钱、性、健康、心理等方面的压力有直观的认识,继而再将这些社会经验化作人生智慧传授给在校的学生,为他们指明人生道路。在咨询中,从横向上看,丽珊能比较精准地把握来访者的思维方式、行为习惯、给周围人的感受,以及他在人群中所处的位置;从纵向上看,透过来访者此时此刻的行为,她能够了解到他过往的经历,同时对他的未来也有了某些预见。因此,丽珊给予学生或者来访者的指导具有难得的系统性和前瞻性。下面我简要总结本书的一些基本见解。

丽珊心理疗法理念

1."趋利避害"是人性的核心,顺势而为,只要方法得当,每个人都会做出最符合自己幸福的选择。

2.本民族的传统文化是人们心底最深层的价值取向,一旦挑战传统文化则会造成内心的纠结和系统的混乱。

3.改变是需要生命能量的。人际系统中生命能量最旺盛的人最具弹性,最先改变并带动其他系统内成员的改变。

4.家族间的情绪是相互关联的,作为新生代要无条件接纳长辈,否则新生代将会沿袭自己否决的老一辈的思维模式和行为模式,并沿袭不幸福的人生。

5.每个人都有智慧的潜质,一旦外界环境适宜,则会激发智慧的光芒。

6. 智慧与学历之间没有必然的联系。知书和达理是对人的不同维度的描述,知书可以通过学历来量化证明,而达理则是智慧,通过生活质量和幸福感来验证。

7.人生是流动的、连贯的,当下的选择基于过往的经验,又为未来的选择奠定基础,所有的事情都有前因后果。

8.人与环境之间是互动的、相互作用的。每个人的生活现状都与环境息息相关,每个人的思维和行为都是环境的产物,要想改变人的思维方式和行为模式,与其相关联的人际环境也要做出相应的调整。

9.联系是必然的、全面的,在一个系统中任何一个部分的变化都会带来其他部分的变化。

丽珊心理疗法对婚姻和家庭的阐述

1.婚姻不只是两个人的结合,也是两个家族的联姻。

2.和谐婚姻以两个家族的社会地位、人生价值观、情感亲密度、人际交往模式的协调一致为基础。

3.婚姻难以承担医治原生家庭创伤的重任,不能将伴侣当作心理咨询师。

4.不同的夫妻沟通模式培养不同个性的孩子,并为孩子未来的婚姻涂上基础色。

5.孩子的天职是维护父母婚姻的稳定,为此他们会采取各种手段,不排除自我牺牲、自我伤害。

6.孩子的生命品质是其原生家庭健康状态的试纸。

7.孩子能够体会到自己在父母内心而没有明确用语言表达出来的自我价值。

8.健康的婚姻是两个心智健康的人共同经营实现的。

丽珊心理疗法的实施方案

1.身心合一,在心理咨询中可以调动一切积极因素进行调整。

2.在心理咨询师指导下的同伴互助是高品质、高效心理咨询最行之有效的辅助手段。

3.家庭系统的调整是艰难而缓慢的,但也是最能保证问题不再复发的方案。

4.当婚姻出现问题,要从双方的原生家庭中找到问题的起因和解决的方案。

5.心理咨询师要对人生有全面的把握,了解每个选择对未来人生的影响。站在发展的高度帮助来访者选择最具有可持续发展的成长方案。

6.爱是最核心的生命能量。在心理咨询中修复来访者受伤的爱和被爱的能力,会使来访者的生命更有力量。

我是心理学的受益人,珍惜每次与丽珊交流的机会,并将她的观念传播开来。感谢丽珊将为此套丛书写序的机会给予我,让我先于读者反复研读本套丛书。尽管我已经竭尽全力,依然无法完整解读本丛书的内涵。我真切地感受到丽珊心理疗法是适合中国人的心灵成长方案。祝愿本丛书的读者们能在阅读的过程中有更多更深入的发现,获得自身的成长。衷心期待丽珊能够出版更多的专著。

Angel

In Los Angeles, USA

June 16,2013

推荐序三

幸福源自内心的强大

丽珊受我熏陶,酷爱文学,内心宁静,从小就看了很多的书,养成了写随笔的好习惯,少女时代她的梦想就是成为作家。年少时,这个爱好不但没有带给她荣耀,反而带来了伤害。小升初考试时,她的作文引经据典,一气呵成,语文老师转考场时特意看了她的作文,十分兴奋地告诉我丽珊肯定是一类文,甚至可能满分。但非常遗憾,成绩下来仅仅是及格分,学校找到阅卷老师,人家认为这篇作文完全超出了六年级小学生的实际水平,肯定是事先准备好的……就这样,丽珊和全市最好的中学失之交臂。这次经历并没有让她放弃对文学的爱好,她依然如饥似渴地阅读中外名著、各类文学刊物……对于一个性格内向的孩子来讲,她在阅读中了解世界,也在阅读中澄清自己。从小养成写随笔的习惯使她日后能够将咨询的案例及时记录下来,为她出版这么多的专著奠定了坚实的基础。

丽珊善于观察,肯动脑子,极具执行力。女儿平时很少说话,总是默默地关注周围的人和事。小学一年级,她就利用周二下午没课的机会组织同学到我家来包饺子,那是我今生吃到的最香的饺子。丽珊从小就有主人翁意识,上小学后就当上小管家,负责支配家里的生活费,购买副食、蔬菜,她手里总有钱但从来不乱花钱,极具理财意识和理财能力。积极参与家庭管理锻炼了她的统筹能力,做事有条不紊,朋友们都亲切地称她"高效人士"。

我的家教严格,使丽珊养成了隐忍的性格,她对周围的一切充满敬畏,因为敬畏所以她信守承诺,因为敬畏所以她为人谦逊,但她的内心非常强大,绝不会盲从。中考时她毅然决然地选择了离家很远的学校,当时她没有说明理由,后来我阅读她的《学生时代 赢在心态》一书,才知道她在初中被班主任刁难,她觉得如果继续留在那个学校上高中,很难考上大学,所以她舍近求远。1991 年大学毕业进入耀华中学,丽珊很敬业,教学水平得到天津市中学历史学界的高度认同,带领文科班学生在高考中获得骄人的成绩,她也因此成为历史学科的一颗新星,32 岁就破格晋升为高级职称。面对一条笔直通畅的专业成长之路,她急流勇退,放弃历史,专职从事心理教学和心理咨询。20 世纪末,绝大多数人还不知道心理健康是什么意思、心理咨询是干什么的,她放弃已知的通途选择了未知,许多人不理解,我也替她捏把汗,但我没有阻拦她,因为在人生中她的每次选择都经过深思熟虑,而事实又证明她的选择都是对的。

丽珊是"被富养"的成功典范。丽珊出生时,我已经四十岁了,我们夫妻对她的爱介乎于父母的"理性"和隔辈人的"无原则",在物质上"富养"的同时,精神上更是"富养",丽珊胆小、自律,我们基本上没有严厉地批评过她。没有悬在头上的警钟反而造就了她内心的强大和对自己选择的高度责任感。丽珊始终清楚自己最想要的是什么,并不懈地努力。

我一直说丽珊是一员福将:生活中,从小被父母当作掌上明珠般地宠爱;她老公接过我们手中的接力棒疼爱、照顾她,儿子也反哺给她很多的爱……事业上,她用自己的勤奋和担当,赢得学校领导的肯定和同事的认可;交友中,她的真诚和善良使得朋友遍布世界各地;专业上,她用爱心和智慧帮助来访者,收获了大家的尊重和喜爱。她做着自己喜欢做又擅长做的事情。丽珊说"幸福是一种感觉,也是一种能力,更是一种智慧"。

眼前摆放着丽珊已经出版的 13 本专著,我仿佛又回到了从前,那个托着腮专注听我讲故事的小女孩……在我心中,她永远是我的听话、守规矩、沉静、笑眯眯的小女儿……

在我 85 岁生日之际,给女儿的幸福丛书写序,是她给我的别样的贺寿!

母亲:王瑛

2013 年 7 月 19 日

目　录

前 言

生得好更要养得好

　　女孩从小过家家时就自然而然地当"妈妈",心甘情愿地为"宝宝"付辛苦、献爱心,女孩天生就有做妈妈的潜质。成年后,女孩一旦从内心将自己托付给哪个男生就会幻想为他生个孩子,使他们的爱情获得圆满,这种感觉尽管美好但太过本能。幸福女人都知道,生孩子绝不是为人父母的一厢情愿。心智成熟、善于理性思考的母亲是孩子的福祉。怀孕之前要做大量的功课,归结起来包括三大问题:是否生、怎么生、如何养。

　　是否生。我在《你可以嫁得更好》一书的前言中说,选择老公最简单的标准就是站在你未来孩子的角度,他愿意让眼前的这个男人做自己的父亲吗？好父亲不一定是成功人士,但他应具备养活孩子的能力、有替妻和子遮风避雨的勇气、心智成熟情绪稳定、有爱心耐心、善于人际沟通等特征。与谈婚论嫁阶段的姐妹相比,你已嫁为人妇,做了人生第一个大选择。与相夫教子阶段的姐妹相比,你还拥有人生的第二大选择权,是否邀请孩子来人世间。如果双方感情稳定,外在条件允许,就抓紧生孩子吧！如果生孩子是为了拴住男人的心、为了婆家传宗接代、母以子贵,为了让自己的人生圆满那就一定要慎重了,孩子难以承受这份重负。孩子一旦来到这个世界,无论夫妻感情是否和谐,婚姻是否存在,你都无法割舍对孩子的牵挂,无法退回到独立的自我状态了。

丽珊心理疗法强调"结婚不是两个人的结合,而是两个家族的联姻"。孩子的出生使二人世界变成 N 人世界,新生家庭完全卷入到双方的原生家庭系统之中,价值观、行为方式、生活习惯、教子思路等方面的不同都会带来很多的人际困扰。你是否对此有了充分的预估,是否能够兼顾各方感受和利益,使大家和谐相处呢?生孩子之后女性还将面临着生活和事业的平衡,你能够为孩子付出多少时间和精力呢?近年来,我辅导过上百名产后抑郁的女性,造成抑郁的原因生理变化占 5%、缺乏情感上的安全感占 37%、难以协调人际矛盾占 35%、缺乏教子经验占 9%、缺乏回归社会的勇气占 8%、性不和谐占 6%。归结起来就是心理准备不足,孩子出生后乱了方寸,陷入负性情绪中不能自拔。

怎么生。从你决定要将一个小生命带到这个世界,你的心智就要成熟了。就算你能团结一切可以团结的力量来帮助你,你也必须具备独立带孩子的意识和能力。"在陪伴孩子方面省多少事儿,未来就会加倍地偿还。"这个定律在很多为人父母身上印证了。今生今世,他都是你的孩子,无论他优秀还是平庸,无论他是你的骄傲还是给你造成无法走出的阴影……从怀孕伊始就要始终保持积极、健康、向上的心态,并且和孩子形成密切的情绪互动。受精卵在你的子宫里着床那一瞬间起,就能感受到你的情绪,模仿你应对世界的方式、你的情绪管理和情感表达。如果你希望孩子聪明,就多多吃各种有营养的食物,"一人吃两人补";如果你希望孩子性格好,情商高,那就邀请老公与你共同经历怀孕的全过程,让他真正地意识到为人父的责任、快乐和幸福。老公积极的情绪反应对于孕妇来讲是内心安全和快乐的源泉。

如何养。科学的育儿理论可以帮助你提高育儿的自信心。你首先要了解孩子各种功能发育的关键期,在关键期内着力发展孩子该方面的功能,由此收到事半功倍的效果;其次要观察孩子的气质类型,对孩子的所有需求都要给予积极的回应,让孩子的周围充盈着爱,让他充分体会到安全感,这有助于孩子形成安全型依恋模式。

我从事心理咨询 20 年,通过实证研究得出的具有规律性的六个测试和模型,它们将复杂的心理学理论或心理学现象经由数学原理进行量化处理,让大家更加直观地了解和掌握。谈婚论嫁、生儿育女、相夫教子是女人一生的三个重要阶段,为了避免在三册书中重复出现,我将模型分别放在其影响力最明显的那个阶段的书中,下面从宏观上给读者做以简要的介绍。

第一部分是先天具有的品质——丽珊—幼儿气质类型测试:气质是个人心理活动的稳定的动力特征。心理学界一直沿用的气质类型测试是成年版,我研发出母亲通过对幼儿的观察,判断幼儿的气质类型倾向的一套测试题,由此理解孩子的某些行为特征和心理需求,以便因材施教。该部分内容在本书中集中体现。

第二部分是解读自己的潜意识——丽珊—内在小孩理论:从幼年开始,人就期望被周围人当做"人"来爱,同时也有人接受他的爱,这是一个人学会爱与信任的起点。如果成长中所期望的需求被漠视、被压抑,孩子就会体验到痛苦与伤害,自我贬低,无法与他人建立信任关系。我整合了现有的很零星的内在小孩理论,用实证的方法提出"内在小孩"的自助成长方案,该部分内容在《你可以嫁得更好》一书中体现。

丽珊—人的内在冰山形成及消除:我在精神分析学派的"人的内在冰山"理论基础上,详细地讲解了潜意识的组成、人的内在痛点从何而来以及如何消除痛点的具体方案。该部分内容在本书中讲述,将此理论应用到解读人生各阶段的非理性行为都是有效的。

第三部分是原生家庭与人的个性发展——丽珊—原生家庭亲子互动图:父母教养方式对孩子身心发展产生的影响是具有明显规律性的,该部分内容在《给孩子不伤害的爱》一书详细表述,父母了解了教养方式对孩子的影响之后可以在充分了解孩子个性的同时,以将孩子培养成为什么样的人为目标,修正教养方式以期达成目标。该内容既可以追溯到幼儿阶段,也可以预见孩子未来在谈婚论嫁阶段的各种表现。

丽珊夫妻—亲子互动模型:父母间的互动使孩子真切地看到两性交往的模式,既对孩子个性形成、人际交往品质构成影响,又对长大后的两性交往和亲密关系质量都有着深刻而持久的影响。在《给孩子不伤害的爱》一书中着重强调不同夫妻互动会对孩子的个性和人际交往方面产生的影响;在《你可以嫁得更好》一书中着重强调夫妻互动对孩子的异性交往、伴侣选择的影响。夫妻的互动对幼儿阶段的孩子也会产生影响,并植根于孩子的潜意识之中,在一定程度上决定了孩子的某些人生选择。

第四部分是人的依恋模式——父母的教养方式直接影响到幼儿阶段孩子的依恋模式的形成，不适当的教养方式会在父母不经意中让孩子形成了不安全型依恋。该部分内容在本书中呈现。我在幼儿依恋模型的基础上，进行大量定性研究，研发出丽珊依恋—亲密模式。不安全依恋模式的人进入青春期之后，难以获得和谐的人际互动，难以接收正能量，该部分内容在本书呈现。不安全型依恋的成人，在亲密关系中会有各种纠结和痛苦，该部分内容在《你可以嫁得更好》一书中呈现。希望通过我的介绍使读者们对这三本书之间的关系有个全面的把握。

本书精选了49个案例，纵向上从夫妻决定要孩子、怀孕、分娩、月子、选择幼儿园到上小学入手，横向上从影响孩子身心健康成长的各方面入手，形成一个网格。通过阅读，将你带入到生儿育女的情境之中。每章后面的心灵作业为你提供了自我检视的提纲。

姐妹们，如果你有能力，从怀孕开始就可以和一位你信任的育儿心理指导师建立咨访关系，请他们用专业的知识为你的孕期心理进行评估和支持，帮助你调试心态，分娩之后指导你有效利用孩子的关键期，采取最科学和妥帖的抚养方式，为孩子的身心健康奠定坚实的基础。

丽珊祝福每一位妈妈在孩子白纸般的潜意识上画出最美好、最和谐的图画。祝福每一位妈妈享受陪伴孩子成长的快乐和幸福！

（本套丛书的所有人物均为化名。）

丽珊

2013 年 6 月 19 日于观水轩

第一章　婚姻顺遂，孩子"瓜熟蒂落"

　　男女两性对婚姻的需求是不太一样的。完美婚姻是从读懂自己、读懂对方开始的。当你决定将生命传递给孩子之前，一定要本着负责任的态度检视自己的婚姻。父母恩爱、家庭气氛和谐是送给孩子最珍贵的礼物。

　　女性在婚姻中最渴望关心、理解、尊重、忠诚、体贴和安慰，而男性在婚姻中最渴望得到的是信任、接受、感激、赞美、认可和鼓励。

　　在婚姻中，女性是用来被男性爱护的，在爱护中女性获得安全感，有了安全感的女性会美丽、从容、有包容心；男性是用来被女性崇拜的，在被崇拜中男性获得自我价值感，有了自我价值感的男性会自信、坚强、有爱心。

　　只有在顺遂的婚姻中出生的孩子才是爱情的结晶，才是瓜熟蒂落。维系婚姻是孩子难以承受之重。

老公的性虐待源自愤怒的童年

妻子难以忍受老公的性虐待,无意中的怀孕使她心存侥幸:或许有孩子了,老公会有安全感,能够体谅妻子,不再施虐了? 大量临床心理咨询实证表明,性虐待的成因复杂,只有通过系统的心理咨询才能彻底改善,否则基本没有自愈的可能。

妻子说:新婚之夜是噩梦的开始

王冰预约咨询时说,自己带着孩子站在人生的十字路口,十分无助。王冰的离婚已经进入法律程序,但前些天一个朋友向她哭诉,自己的女儿原本品学兼优,自从父母离婚之后,孩子变得行为怪异,经常不去上学,脾气也变得暴躁,现在只要能够帮助孩子,她做什么都可以,哪怕是复婚……王冰的心猛地抽紧,她很真实地意识到父母离婚会对孩子产生巨大的破坏性影响……在预约咨询的电话中,王冰说,她很怕孩子将来出现什么问题,所以一定要未雨绸缪。

一见面,精干的王冰就紧紧地握住我的手。她说,自己从小就很要强,大学毕业后就创业了。企业成规模时,她已经过了 30 岁。妈妈一直为女儿的婚事担忧,为了安抚老人,王冰硬着头皮参加婚介组织的活动,认识了吴刚。因为都是做生意的,年龄又都不小了,两人很快进入实质性交往。半年后的新婚夜是他们第一次过夫妻生活,吴刚的表现出乎王冰的意料,他一改平日的斯文,动作粗鲁,嘴里还反复念叨着含糊不清的话。王冰非常诧异,但吴刚是她的第一个男人,她不知道男人是不是都这样。王冰尝试和吴刚交流,说自己不喜欢这样的方式,但吴刚依然故我。一次,王冰听清楚他嘴里叨叨的是"贱人"、"整死你"……王冰对性生活丧失了基本的兴趣,但每次拒绝,只能招来他变本加厉的"进攻"。王冰悄悄地拨打了电台"性"节目热线,专家根据她的描述,判断对方有可能是性虐待,如果不接受系统的辅导,情况很难改善。王冰觉得天昏地暗,为什么自己偏偏遇到这样的人?

造成男人性虐待的原因很多,一种可能是成长中遭遇过心灵上的伤痛,并且往往与性相关;另一种可能是对自己的性能力不够自信,以暴力的方式给自己力量感;第三种可能是通过性暴力释放压力,舒缓紧张的情绪。吴刚到底属于哪一种呢?

男人在性生活时说脏话,往往是为了寻求多元刺激,以便达到性高潮,但如果刚刚结婚就需要通过这种方式使自己达到性高潮,会不断增加自己性兴奋的阈值,对未来性生活的质量会有影响,并且大多数女性对这样的性行为是反感的。

丈夫的虐待让婚姻崩溃

王冰发现自己怀孕时有些迟疑:是迎接新的生命、维持这段婚姻,还是趁早让一切都结束?除了性爱之外,吴刚的确是一个顾家的人:晚上从不出去应酬,早早回家做饭,对王冰体贴入微。王冰心怀侥幸——可能有了孩子,他就会懂得体谅妻子了,于是,她下决心维持这段婚姻。当她将自己怀孕的消息告诉吴刚时,吴刚开心得不得了,王冰趁机跟他商量,说怀孕期间的性生活会影响胎儿的智力发育,因此,他们都要克制一下,她决定去娘家住一段时间。吴刚同意了。

孩子出生之前,吴刚与本单位董事长间的分歧不断升级,他终于难以控制自己的愤怒,选择了过激行为。王冰为了安慰吴刚,称自己要专注带孩子,请他辞职回来,管理自家的公司。当王冰再回公司时,她发现一切都让吴刚弄得脱离了原来的轨迹,员工严重流失,王冰与吴刚的冲突日常化了。吴刚态度强硬:"你以为你是谁?我原来把那么大的企业都管理得很好,你这小破麻雀算什么?"在公司里,只要王冰和他的意见不一致,他就会避开众人的视线狠狠地掐她。每到晚上回家,他把王冰的衣服脱光,看着她身上被自己掐紫的痕迹,欣赏着,甚至点评哪个图案掐得好,哪个不太好。王冰和他争吵过,撕扯过,但最终她放弃了,她不是他的对手。

事业上的不如意极大地挫伤了吴刚的自信心,而王冰与他在企业管理上意见的不一致再次挑战他的自信心,暴力行为自然升级。行为改善的第一步是了解他新婚时性虐待的内在原因。我开始探索吴刚的原生家庭和他的早期经历。

"你了解吴刚的成长经历吗?"

"我对他的家庭没兴趣,只想尽早与他分开。这个念头已经延续四年多了,但一想到孩子,我就忍了。现在我意识到如果再忍,我就疯了,那样孩子就更可怜了……"王冰不离中心话题,拒绝配合我对吴刚的探索。我告诉她,每个人都是带着原生家庭的烙印成长,吴刚现在的表现与他的原生家庭可能有直接关系,找到问题的症结不仅可以重新解读他的行为,而且还可以梳理清楚由她与吴刚组成的原生家庭对他们孩子成长的影响。即使婚姻不再继续,也能将离婚给孩子造成的伤害降到最低限度。

丈夫说:不愿面对原生家庭

吴刚得知与我的面谈有可能拯救婚姻,马上从北京赶来。

吴刚确如王冰所说,儒雅而略显内敛。"张老师,我承认自己的行为伤害了王冰,我下决心要彻底改变,维持婚姻。"吴刚明确表态会积极配合我的辅导,他没有意识到在做人生脚本时遭遇了前所未有的痛苦。在房间里焦灼地来回疾走,并猛烈地吸烟,但对婚姻的渴求还是让他坚持将心理辅导做了下去。

我阅读吴刚的"人生脚本"时发现,凡是与母亲相关的问题他都空着,我意识到他现在的状况与他的母亲有着密切的关系。我告诉他,如果希望改善目前的状况,就一定要有勇气面对自己成长的经历,无论是幸福的还是痛苦的。他做了几次深呼吸,答应我可以开始询问了。

"你认为你的诞生为母亲带来什么意义?"

"无所谓,她只看重自己的感受。"

"简要描述你二至七岁时你的母亲的样子?"

"我当时误认为她是爱我父亲和我的,但事实上却完全不是这么回事。"

"你认为你的父母在你还是小孩时面临的是什么问题?"

"一个是精明得可以出卖周围任何人的人,包括她自己,当然如果她愿意的话;另一个是已经被推到悬崖边上的人,他不但浑然不觉,而且还认为自己是世界上最有艳福的人。"

吴刚原生家庭的结构已经非常清晰地描述出来了,为了进一步证明推断,我继续问下面一个问题——

"你父母为少年时期的你带来什么意义?"

"耻辱……还有一生难以走出的阴影。"

我的猜测已经被充分证实了,母亲的一些行为使吴刚对女性有了非常固化的烙印。我能够预测今天的面谈对吴刚的心理承受力是一个巨大的挑战,为了使他能够保持良好的状态与我进行后面的讨论,我请他一起做了放松训练。

"吴刚,我想,'人生脚本'问卷的效果基本达到了,能不能平心静气地讨论一下你的母亲?"

吴刚的表情突然变得狰狞了:"我已经很久没有见过她了!现在需要帮助的是我,跟她没关系。"

"对不起,我知道这将是一个不会让你太愉快的回忆过程,但这些事情已经深深地根植于你的潜意识,它决定了女性在你人生坐标中的定位,如果你希望拯救自己的婚姻就一定要把问题挖出来,彻底解决掉。不用怕,我陪伴你,一起慢慢来,好吗?"我用真诚的目光看着吴刚。他的情绪平静下来后,将头深深地埋进臂弯,很久才抬起头,一字一顿地说:"她让我永远无法信任女人,她毁了我一生……"

打开记忆之门:母亲是挥之不去的阴影

吴刚的妈妈是位江南美女,爸爸在单位负责援外项目,一年到头很少在家。

妈妈不工作,全天候陪着吴刚。二年级时,他刮伤下巴,被老师提前送回家,却不想看到了妈妈和另一个男人赤裸裸躺在床上……吴刚疯了一样冲过去扭打那个男人,男人一边支应着吴刚,一边和吴刚的妈妈开玩笑:"你看看,做无名英雄的结果是被自己的儿子打……"这句话一直萦绕在吴刚的耳边,他不能准确地明白这话的意思,却隐隐感觉到是一种耻辱。他变得敏感而暴躁,因为一点儿小事情就会和妈妈大吵大闹。妈妈索性和他摊牌:"你爸爸完全可以申请回来工作,却一直在外面逍遥。如果你不听话,我就离婚,我已经受够了……"吴刚不但痛恨女人的背叛,还痛恨她的虚伪:爸爸一回家,妈妈就娇滴滴地靠在爸爸身边,做出弱不禁风、绝对服从的样子……吴刚曾经严重失眠,思考是不是要揭开她的假面具,但每当看到爸爸那种心满意足的样子,他又放弃了。在吴刚的心中,爸爸是英雄,自己有义务帮助他维护这个家。自那以后,每次爸爸探亲快要结束时,他就会生病,爸爸为此会多留几天陪他,他固执地认为如果爸爸在家,妈妈就不会和其他男人在一起。

在孩子的心目中,自己与父母构成了铁三角,为了维持这个铁三角的稳定,孩子会用一些超出成年人想象的方式。比如夫妻俩总是无休止地吵架,孩子发现当自己生病的时候,为了照顾自己,父母就不吵架了,他潜意识就会渴望自己生病,而这种心理上过度的焦虑会引发躯体上的症状,实现孩子生病的"愿望"。

吴刚用每天不停歇的学习来排解这件事情对自己的干扰,他越来越不愿意和人交流了,只要看到女生,尤其是娇滴滴的女生,他就怒不可遏,甚至有一种冲上去撕下她们假面具的冲动。

愤怒是一种对恐惧、失落、内疚、害羞、遭受拒绝或者失败等情感进行很好的防御的方法。它紧紧地掩盖住痛苦的情感,将大部分情感牢牢锁住,不让它们进入到意识状态。特定的成长环境使吴刚用愤怒掩饰其真实的情感。性生活对于他来讲既触动了他愤怒的阀门,又成为他宣泄愤怒的出口。

照料自己的愤怒是必修课

　　30岁以前,吴刚一直没有恋爱,他觉得女人都是险恶的,王冰的相貌不漂亮,但她个性独立,肯于辛苦做事,这些修正了吴刚对女人的看法,他觉得王冰是可靠的。结婚后,他也奇怪为什么只要过夫妻生活,妈妈和那个男人在一起时的状态就挥之不去,使自己难以控制愤怒的情绪和过激的行为……

　　妈妈的行为使吴刚备感耻辱,但为了维护家庭的稳定,他将意识层面的愤怒压到潜意识层面形成“痛点”,一旦遇到类似的情景就会唤醒当初的感觉,并循环强化。

　　愤怒有两个要素,一是痛苦的情绪体验,二是触发思维。所谓触发思维,就是每个人对感到受辱和被他人故意伤害的情境进行的解释、假设和评价。如果说痛苦像一罐汽油,那触发思维就是火柴。仅有愤怒的一个成分是不会造成伤害的。怀疑女人都会欺骗丈夫的情感、做让丈夫蒙羞的事情是吴刚一切痛苦的源头,而性行为使他头脑的显示器上放映了妈妈与情人在一起的场面,触发了他的愤怒;同时他拧伤王冰的另一个原因是让她羞于在其他人面前显露身体,以此让她被动守节。

　　吴刚同意我的分析,我们制定的改善计划从控制自己的愤怒开始,不断澄清和处理成长中的愤怒,理解愤怒,接纳自己成长的历程。为了避免他在完成作业的过程中出现情绪失控,我带领他一起做了几套放松训练。在吴刚接受系统心理辅导的同时,我要求王冰对他给予理解和支持,无论婚姻的结局是什么,帮助一个与自己有过婚姻、有共同孩子的人走出人生的痛苦是应该的,要给他足够的自我修复时间。

　　在给青年人做的婚前指导课程中,我一直倡导相爱的人要走进对方的家庭,了解对方家庭成员的价值观,观察家人间的沟通模式,不断提问自己是否能与这样的家庭和谐相处,以免未来出现问题影响夫妻情感。王冰婚前如果注意到吴刚与母亲沟通的模式,如果觉得这样的婚姻对自己的挑战太大,可以选择分手;如果她感情至上,也要在对方接受系统的心理辅导之后再与其结婚,免得糊里糊涂做了受害人。

　　进入婚姻发现对方有性虐待行为一定要先进行系统的心理咨询,只有双方心理健康了再考虑怀孕。生孩子不但不会解决婚姻中已经存在的问题,而且会激化各种矛盾。

近半年的持续辅导使吴刚的情况基本得到解决,王冰被吴刚为了婚姻而付出的努力所感动,他们都有决心将婚姻进行下去。

【丽珊女性幸福心理学】

社会转型让每个人的生活偏离了既定的轨迹,百花齐放的价值观和对婚姻意义的不同诠释,使人们不再像父辈那样固守婚姻。现在父母离婚率的不断攀升终将造成子辈产生恐惧结婚的情结。目前到心理机构接受心理辅导的恐惧结婚的青年人越来越多。

恐婚者认为,谈恋爱的感觉挺好,很轻松,何必要用一纸婚书把两个人绑在一起呢?结婚太麻烦了,还是做恋人比较好,合则聚,不合则散,没有心理负担。他们"理智"地认为,日子久了,总会有彼此厌倦的时候,何必束缚别人、束缚自己?因此他们始终对婚姻持观望态度,不肯把幸福的赌注押在未来的配偶身上。那些眼界狭窄、整天迷恋二人世界的人在恐婚者眼里是最没有发展眼光的选择。

总有许多善良而老派的人在恐婚者耳边喋喋不休地劝说:年纪不小了,该结婚了。可是恐婚者有的是理由在围城外徘徊不前,他们怕失去自由,怕被老婆孩子套牢,怕婚姻毁了现有的快乐。

恐婚者说:爱情使人睡不着,婚姻使人打瞌睡!延长爱情的唯一方法,就是推迟结婚的时间!也许有一天,恐婚者咬牙切齿地说服自己克服了婚姻恐惧症,战战兢兢、如履薄冰地踏上红地毯,但心理上的巨大障碍仍可能让他们产生强烈的失落感。尽管心里一再对自己强调婚姻并没有想象的那么可怕,可压力感或恐惧感仍挥之不去。

恐婚一族产生的原因是什么呢?

一是童年的家庭生活一般都不甚美满,有的出身于离异家庭,有的父母总是吵架,凡此种种。从心理学的角度来看,婚姻是有家族遗传性的,如果父母的婚姻不稳定、争吵或者离异,一方不断地向孩子倾诉对方的不好,向孩子发泄对对方的怨恨,会使孩子对婚姻有一种抵触情绪,孩子会害怕自己如果结婚也像上一代那样婚姻不和谐、不稳定,有的孩子长大后会选择单身。还有的孩子长大后对婚姻有一种恐惧心理,甚至结不了婚。虽然父母婚姻不幸可能导致子女婚姻的问题,但并不是100％,子女成人以后可以通过心理治疗的途径修复自己童年的创伤,完全可以建立和谐幸福的婚姻。

二是社会舆论对婚姻生活的负面宣传,媒体经常就如何处理婚姻关系进行各种讨论,这种社会氛围使尚未走入婚姻的人们感到一种无形的压力。对婚后生活考虑过多,面临婚姻时则表现出对结婚的恐惧和逃避,很多人因此推迟结婚,甚至宁愿独身,也不愿意"受罪"。

结婚恐惧的青年人该如何解脱呢?

首先,要相信家庭带来的创伤可以在成人后通过心理咨询愈合,心灵的成长可以让自己过上与父母不一样的、幸福的生活。

其次,要逐渐意识到,对世界和配偶的怨恨是父母的感受,而自己是一个独立自主的成年人,不用延续父母的感受,要创建自己的幸福生活。

恋爱与结婚是一种重要的人际关系。如果处理方式不对,就会导致爱的关系解体、家庭破裂。为了自身的幸福,为了恋爱成功和婚后生活幸福,要不断锻炼和提高自己的情绪智力。学会认识自己的魅力。魅力没有统一的标准。魅力不仅仅是相貌的美,还有性格、气质、知识、能力、感情色彩等。魅力,与其说是外在的东西,不如说是内在的品质。一个人要想增添自己的魅力,首先要懂得爱、学会去爱人。

为人父母者就更应该不断提升自己爱的能力,给孩子树立榜样,避免对孩子造成误导,使他们从内心惧怕婚姻,惧怕情感。

老公为什么回避性生活

对自己做爱时各种表现的满意度和性伴侣给予的态度回应,是大多数男性自信心和幸福感最深层次的来源。一旦男人对自己的性能力不再自信,会泛化到生活的各个方面,内心变得敏感和脆弱。

聪明才俊却一身颓然

几年间,我应郑州一家培训机构的邀请,每年一期为企业老总举办为期七天的心灵成长课程。

陈峰是第二期的学员——不修边幅和一脸颓然使他在一群身着名牌、满脸自信的学员中显得很另类。课程破冰阶段将学员按照各种排列组成小组,方便大家相互熟悉。无论到哪个小组,陈峰都会被推举成 leader,他出其不意的布阵,超出常人的思辨和逻辑缜密的精彩发言,总是为小组赢得掌声……奇怪的是,女学员总是找各种理由躲开他。接下来的两天陈峰时而面无表情地坐在一边不参与任何活动;时而充满挑战,语言犀利将课堂氛围变得火药味儿十足……他的表现使部分学员感到不舒服。

陈峰属于典型的高智商。高智商的人因为拥有极高的认知水平和敏锐的观察力而能感知到别人难以感知的信息,他们的思维时刻处于高度活跃状态。高智商的人有两种比较极端的发展方向,如果同时拥有高情商,那么他们会将各种讯息整理成为对自己发展有建设性的资料,春风得意,使自己获得高成就,拥有高幸福状态。而如果情商低则比一般人体会到更多的痛苦,出现偏执、消极、悲观的情绪,并将自己的负性情绪感染给周围的人。

第三天课程结束,按照约定,陈峰接受我的面询。

"张老师,我认为您还是可以交流的人。"陈峰刻意表现出的谦和,仍掩盖不住自动化了的居高临下和不友善,女学员拒绝他是有理由的。我感受到在他强烈自我保护背后的内心却是柔弱的。我预感到这个心理辅导将会充满周折。

"您能给我催眠吗?让我尽快改变生活状态。"

近几年,随着心理学科普内容的丰富,人们通过各种渠道了解了一些心理学术语和心理辅导技术。催眠疗法以其"神奇、玄妙"而备受关注。一些公众误认为催眠既可以绕过现实中的痛苦和尴尬,又可以省去自己的努力,在催眠状态就可以根除问题,并按照自己的期待重塑人生,一觉儿醒来犹如"换了人间"。经常有学生恳求我给他催眠,让自己变成热爱学习、成绩优秀的人;也有成年人希望经过我的催眠,使自己变成人际交往上八面玲珑的人……这是对催眠疗法的误解。催眠往往适用于在意识层面难以找到问题原因的顽症,来访者在催眠师的引领下进入其潜意识状态,追溯成长的经历,找到与问题相关的痛点,将潜意识中的问题带回意识层面解决。所有心理问题的解决都依赖于来访者自我成长的动能和实践,心理咨询师不可能代劳。

我告诉陈峰绝大多数的心理辅导可以通过深度交流找到问题的症结,如果遇到难以攻克的问题,再做催眠也不迟。来访者的自我开放度决定心理辅导的进程和效果。陈峰接受了我的建议,开始了讲述——

"三天课程,您应该已经注意到我是一个极不受人欢迎的人,很多年了,我都这样不考虑别人的感受,根据自己的性情任意做事……我越来越觉得自己是分裂型人格。工作时我基本正常,我比较聪明,投入10%的精力就可以收获很好的业绩。剩下的90%就处于混乱和颓废之中。喝酒、赌博、网络游戏成了我生活的重要组成部分,我很清楚,这样下去很危险……但却无力改变。"

研究生毕业后,不愿回家乡的陈峰和女朋友一起来到郑州,20 世纪 90 年代初,大学生就业首选是效益好的各类企业,而他却选择了政府部门,从清贫的小科员做起。六年后,机关调整领导班子,一流大学的硕士、超强的工作能力使他成为最年轻的副局级干部。

"少年得志呀,这个经历对你的人生有什么影响吗?"听到我的话,陈峰的脸上抽动了一下,表情有些不自然。

"少年得志绝不是好事,这个经历改变了我的人生轨迹,是我混乱的源头。"

"我能够理解。我经常接触少年得志的人,有的的确是天才,有超强的把控能力,无论是职业发展还是个人生活都顺风顺水、令人羡慕;有的则处于失控状态,过于张狂,破坏了人际和谐,制造一系列问题,经历各种挫败……这些人又分化,一部分变得愤世嫉俗,与自己的初衷渐行渐远,而另一部分则随着生命经验的积累,开始人生的第二次崛起……"

"您说得是。"陈峰的脸上掠过一丝兴奋,但很快又回到面无表情的状态。"五年前我就参加各种心理课程,自觉悟性不错,坚信能够找到方法,解决自己的问题,但事与愿违。我也曾利用出差的机会到各地与心理咨询师面谈,我的经历对于他们来讲可能很陌生,他们根本听不懂我所说的话,说着说着我就烦了,不愿意再讲了。我的朋友去年参加了您的课程,今年他给我报的名。第一眼看到您,就觉得您很特别,直觉告诉我,您能帮助我。这三天我充分表现自己,既想让您了解我,也在观察您如何应对各种情景。只是有些对不起无辜的同学了……"

心理咨询师是一个极具挑战的职业,面对的来访者从事各行各业,每个人都有独特的阅历,尤其目前,主动接受心理辅导的人,多是拥有大量资讯,意识超前,渴望自己拥有更完美人生的人士,有的已经是事业的成功者。如何以成功人士的思维方式和他们习惯的语言进行交流是实现有效心理辅导的关键。此时只具备心理辅导的理论,则会显得苍白而无力。

乱性无法成为心理压力的解药

"谢谢你对我的信任和坦诚。你做什么事情都如此周密计划吗?"

"说白了,我就是很自私,所有事情只替自己着想,不会顾及任何人的感受。"表面上的直率、以自我为中心却让我感受到陈峰内心缺乏起码的安全感。

"你从什么时候开始要如此只为自己着想呢？难道周围人没有给你足够的安全感吗？"

"我和您的观点不一样，我认为的以自我为中心的基础是自觉力量足够强大，根本没有必要顾及周围人的感受，他们算不得什么。另外，张老师，我只想解决现在的问题，咱别绕太大的弯子。好吗？"

陈峰的挑战是在我的意料之中的。陈峰是解决问题心切还是有意回避什么呢？我告诉他如果希望改善生活状态，就要下决心去面对自己的一切经历，包括隐私和痛苦，与心理咨询师密切配合。如果遮遮掩掩是无法找到问题的症结，会绕更大的弯子。

"我原本希望接受催眠，无需自己做太多的事情，您就帮我把问题解决了，所以对有些问题的确没有充分的心理准备。"

"如果这样，不如我们今天的交流到此结束，等你准备充分了，我们再交流。"陈峰思考了一下，表示他能够继续了。我在提问时也注意转变问题的角度，循序渐进。

"陈先生，你说五年前就参加心理课程，还做面询，当时你希望改善什么？可以说吗？"

"我感觉到自己的混乱，内心充满恐惧，希望马上解决，找回原来生活的那股劲头来。"

"你说你始终没有找到合适的心理咨询师，当时如何缓解混乱的？"

"我不想说，可以吗？"

我语气柔和，但态度坚决地告诉他，没有得到预约机会的学员一直等在房间外面，希望能够获得替补机会，接受心理辅导。既然他没有充分的心理准备，不仅浪费我的时间，更是剥夺那些学员接受个人辅导的机会。

心理辅导理论强调，心理辅导师对来访者要放弃价值判断，无条件接纳。无论来访者如何，心理辅导师都要极尽温柔去抚慰。其实在心理辅导临床中，过度的无条件接纳会纵容个别来访者，不仅无法有效解决问题，而且加大回归现实的难度，对心理辅导师形成依赖甚至移情，误认为只有心理辅导师是最理解他/

她的,在现实生活中显得更加拒绝或退缩。心理辅导师在掌握来访者内心承受力的基础上,采取适度对峙有利于唤醒来访者,让他们逐步学会理智和客观。

"我全力配合您,好吗?"我第一次看到陈峰目光里的恳切。

"当年你是最年轻的副局长,从什么时候开始做生意了呢?"

"在举目无亲的地方,工作六年就当上局级干部,也算是个小奇迹。开始,我觉得实现了父亲的遗愿,光宗耀祖了。后来,我急剧膨胀,不把任何人放在眼里。尝到了做领导的甜头,人的欲望是无止境的,总是希望拥有更大的权力,我玩弄权术……但我玩栽了,五年前,我辞职了,后来做生意了。"

"仕途受挫,又没有找到合适的心理调试方法,你用什么来缓解内心的冲突?"

"女人……"男性往往选择性来释放压力,却忽略了性不但解决不了问题,反而会引发新的混乱。对陈峰目前的生活状态的成因,我已经比较清晰了,接下来逐步求证。

性无能是他最无法面对的现实

"陈先生,你整天浑浑噩噩,对生活缺乏起码的激情的确令人担忧。"

"对,'缺乏起码的激情'太准确了。如果七老八十也就算了,可四十岁就这样,我感到恐惧。"我已经接近他问题的核心,陈峰更加乐于配合我的探询。

"你所说的没有激情是否与你的性能力有关?"

对自己做爱时各种表现的满意度和性伴侣给予的态度回应,是大多数男性自信心和幸福感最深层次的来源。一旦男人对自己的性能力不再自信,会泛化到生活的各个方面,内心则变得敏感和脆弱。

"是的,我对性生活没有兴趣了。当年,我高兴了做爱,失落了做爱,愤怒了做爱……总之把做爱当作包治百病的特效药。后来我发现自己没兴趣了。我现在觉得老婆特可怜,为了调动我而作出种种努力,我没有任何动静。她特别伤心,认为自己不够性感,天天忙活着美容、塑胸、穿性感内衣……我很内疚,也曾想明确地告诉她,我不行了……可真的难以启齿,这是老天对我的惩罚,可能一个男人一生做爱是有固定次数的,我已经全部挥霍尽了。每天晚上我都等她睡了再回家,我有时觉得自己像个贼,偷得片刻的安静和自尊,早晚有一天,我必须面对老婆……"陈峰长舒了一口气,心理辅导向纵深推进的坚冰成功破除,他和我同样感到欣慰。

"没有兴趣和根本不行是两个概念,你属于哪种?"

"开始是没兴趣,周围无论是什么样的女人,我只做一次就没有第二次的兴趣了。现在是没能力了。"

男人的性能力是很脆弱的。多性伴对于男人来讲最大的风险不是性病(毕竟性病可以防范),而是他的性能力面临着被"见过世面"的女人进行比较、评价。陈峰的性无能是否与此有关?还是有其他更深刻的原因呢?

"我想你经历很多的性伴侣,她们不会纠缠你吗?"

"她们不敢,我不给她们留有任何余地,我这人特别冷酷,尤其对于女人。"

"为什么对女人很冷酷呢?"

"不知道,反正我始终对女人都是这样的态度。"

陈峰又沉默了。

"陈先生,谢谢你的配合,我们顺利完成了第一次交流的任务。"陈峰像一个经过考试而被允许出去玩耍的孩子,眼里充满了感激和欣喜。他认真地记下我给他留的家庭作业——人生脚本的追溯,回顾和每一位性伴侣的性体验,将让自己最难忘的事情记录下来。

心理阴影源于父亲的遭遇

男人在接受性能力恢复的辅导中,往往会因为内心太过挣扎而放弃心理辅导。半年后,陈峰才给我发来预约第二次面询的邮件。"我不知道您的人生脚本作业是专门为我编制的还是通用的,这个作业太厉害了,一下一下揭开我心灵的伤疤。我放弃过很多次,但希望改善的愿望和对您的信任又让我欲罢不能,几经努力。我刚刚全部完成作业,就马上给您发预约面询的邮件,我希望马上见到您。"

"张老师,通过完成作业,我基本勾画出自己的心灵轨迹,您先听听我对自己的剖析,然后再点评,好吗?"我静静地聆听他对生命的追溯——

"……我父亲是妇产科医生,在我上初二时,他因犯严重错误而被医院下放。临行前,滴酒不沾的父亲喝得酩酊大醉,他与我诀别,说今生肯定无法再相见,嘱咐我一定要当官,不要相信女人,要将女人永远踩在脚下,女人都是害人精……当时我内心充满了恐惧,除了要'当官'之外,根本不知道父亲说的是什么意思。两年后,父亲就死了,我第一次来到父亲下放的地方,知道父亲天天喝酒,喝死了。我当时固执地认为父亲死得冤屈,回家之后,我开始调查才发现,父亲当年犯的错误是偷看女浴室。这怎么可能?我们家里到处都是女性性器官解剖模型,我对女性都没有神秘感,父亲要想看女人不是太容易了吗?有必要偷看吗?肯定是有人陷害他。他的女上司最可疑,她的丈夫是个大官,经常不在家,他们没有孩子。她对父亲特别好,总是叫父亲到她家研究工作。为了他们的关系,母亲和父亲始终有矛盾。而恰恰是这个女人告发了父亲,处理时要求从严从快。我找了许多父亲的同事打听,大家讳莫如深,只有一个退休的阿姨可怜我,'孩子,你知道卸磨杀驴吗,人家借到种,肯定要置你父亲于死地呀。'高一的我还不太清楚到底怎么回事,只是将原话记在本子上。后来我从父亲的日记中看到,女上司让父亲帮助她治不孕症。我明白到底是怎么回事了。人心险恶呀。"陈峰的表情非常平静。

"父亲下放期间,你一直和母亲生活在一起吗?"

"没有,父亲下放,母亲就与他离婚,与另一个男人远走高飞了,看都没多看我一眼。我背负着这些屈辱,在别人的冷眼中活着。当时我只有一个愿望,努力学习,以后当官儿,将本该属于我却被剥夺的一切争回来。那个时候周围没有人给我安全感,我只能处处替自己着想,我冷酷到甚至残忍的地步。是别人先残酷地对待我的。您第一次与我交流就洞察了我,尽管我很抵触,但内心却很佩服您的敏锐。"

"你对女人冷酷的原因找到了。但对性不感兴趣是不是另有原因呢? 你吸引女性,征服女性,再抛弃女性以满足你内心对女人的痛恨。为什么现在没有兴趣呢?"

"您说得太到位了，这正是我要继续讲给您的。尽管我认真地回忆，但我还是没有数清到底和多少女人发生过性关系。有几个给我留下深刻的印象，其中有给我带来充分快感的，也有两个狠狠地伤过我。一个是北京记者，很有风情，是个'吃过见过'的主儿，对我视而不见，这却撩起了我的欲望，我用了计谋逼她就范，做爱时，她显得漫不经心，说我像搬运工，干体力活似的，我当时就软了，我们不欢而散了。另一个纠缠我，希望永远和我在一起，我被激怒了，就说一些狠话。她告诉我，女人和我在一起不过是看重我的权和钱，单就做爱，我简直是笨拙得令人耻笑……这之后，做爱时，我体会不到征服的快感，而总是担心被品头论足。我变得敏感，经常问，'你觉得我行吗？'"

我惊叹陈峰有如此高的自我觉察能力，我们相视一笑。"还有补充吗？"

"谢谢您给了我重新认识自己的机会和自我剖析的勇气。我已经制定了恢复性能力的计划，同时更体贴老婆，让她成为一个幸福的妻子。"

"我只是为你提供了一个自我认识的工具，或是搭建了一个平台，而真正解决问题的是你自己。"我建议陈峰试着去原谅别人，为自己营造一个祥和的内心环境。

一年以后，陈峰给我发来邮件，告诉我，他去看望了年迈的母亲，接受了母亲当年的选择。他的妻子怀孕了，他请我安排时间，给他和他妻子做家庭指导，做好充分的心理准备迎接孩子的出生……

【丽珊女性幸福心理学】

曾几何时，人们羞于谈性，有的女性一生都没有体验过性高潮，只能认同自己是老公的性伴侣，很多婚姻索性处于无性状态。随着社会的发展，人们对于婚姻中性生活的质量越来越重视，因为夫妻间性不和谐而离婚的发生率越来越高。

有的城市应运而生了"性教室"，帮助性不和谐的夫妻达成性和谐，但据统计成功的案例并不多。为什么？性是一个复杂的问题，比如"内在小孩"对性的概念，有的母亲为了避免女儿过早受到性侵害，就将性说成是肮脏、龌龊的，使女孩的"内在小孩"对性持高度厌恶状态，这无疑给她婚后的性生活埋下隐患。再比如曾经的性体验，一些男性在年少时被同性或异性性诱惑，有过不洁性体验，成人后高发心因性阳痿……每一对性不和谐的夫妻都有着深刻的心理原因,如果仅以简单的行为疗法来解决,肯定难以获得成功。这种不成功最大的危害会使来访者彻底否决了自己的性能力。

心理辅导和催眠是治疗性问题的最好的方式。

有文化的老公为什么打人

知识分子承受的压力多于普通人,他们在外面要树立儒雅形象,负性情绪无处释放,如果妻子无法理解,则会陷入联动性不安之中。

冯舒丽给心理机构打来预约电话时说,"今天我和老公欧阳去民政局办离婚手续,一切手续办妥,工作人员最后问了一句:'你们真的想好离婚了吗?'我眼前浮现出丽珊老师在北方网'丽珊生活心理学大讲堂'视频专栏中所说的:'没有经过婚姻治疗的离婚是不负责的。'我犹豫了一下。欧阳说那就回去再想想吧,他本来就不想离婚。我非常急切地希望能够尽快与丽珊老师见面,如果丽珊老师觉得我们的婚姻已经走到尽头了,我们尽快离了就算了,这样拖延下去没有什么意思了。但如果丽珊老师认为我们之间的婚姻还有生机,我们就再努力一下。"

冯舒丽和欧阳提着重重的一箱水果和一大桶油走进我的办公室,特意告诉接待的老师,这是作为私人礼物给丽珊老师的。冯舒丽瘦削得让人心疼,"丽珊老师,谢谢您这么及时地安排我们与您见面。"

"没有经过婚姻治疗的离婚是不负责任的。"的确,我们感个冒都会去医院见医生——诊断、吃药、打针……而婚姻这个涉及两个家族幸福的大事,如果没有经过任何心理专业的干预和治疗就宣告死亡,实在是太轻率了。

房子比妻子更重要吗

我先跟冯舒丽单独交流。她告诉我,她是 34 岁时和 37 岁的欧阳结婚的,他们是在婚恋网上认识的。欧阳是某教育研究机构的副研究员,当时冯舒丽就是看上了他有文化,在为人处事方面肯定不错,如果未来有了孩子他能够把孩子教育好。这么好的条件,这么大的年龄,却没有婚史,好像老天特意为她留的。

两个人都来自贫困山区,都是家中的老大,下面都有两个弟弟,太多共同点让他们一见如故,交往三个月之后为了能够节省一份房租就住到一起了。

认识半年后,欧阳在单位买到的期房交房了,冯舒丽特别知足,自己没有为婚房发愁。收房以后,欧阳为了没有钱装修房子而苦恼,冯舒丽跟娘家说了,她父母二话没说就把给弟弟准备结婚的 5 万元全部借给他们,房子顺利装修,他们住进了新房。"但欧阳对我父母的仗义行为没有任何的感激,自打我们住进新房就经常吵架,他总说这个房子是我的,你给我滚……我觉得在欧阳的心目中,钱是至高无上的,房子比妻子更重要。"

对双方父母不一视同仁吗

在欧阳的眼中,办婚礼就是劳民伤财,他们知识分子最讨厌这种"小市民"的做法。冯舒丽其实特别想办个婚礼,尽管她性格不算很外向,但在天津待了十多年,也有自己的生活圈子,老乡、同学还有同事,无论是比她强还是不如她的都办了婚礼,无论是自己的条件还是老公的工作都挺拿得出手,为什么就不能向亲朋好友展示一下呢? 况且之前亲朋好友结婚,自己随了那么多喜礼,终于可以回收了。但欧阳断然拒绝,他没有什么人需要请来,他之前也没有给任何人随过礼……冯舒丽尽管有些小遗憾,但她觉得不能为这事伤了彼此的感情。最后商定请双方老人、兄弟到天津转转,吃个饭就得了。为了节省住宿费,让两家人分头来,这样家里就能挤着住下了……欧阳父母来时,他特别积极,买鸡买肉,还买了鱼。冯舒丽父母来的中午吃了捞面,下午带他们去公园玩,回来时等了近一个小时的公交车，回家之后冯舒丽的父亲就闹肚子了，欧阳说晚饭继续吃剩面条。

"我当时特别憋屈，他不给我父母买肉，当时等不到公交车，我想打车，欧阳就一直瞪我，我明白，打两辆出租车回来最少也得花 60 元，所以我就没有坚持打车，让父母在风里站了那么久，我也节俭，毕竟我们还欠娘家 5 万元呢，我和欧阳一再说，一定趁着父母和弟弟都在告诉他们什么时候还 5 万块钱，让人家心里有个数，欧阳却一直不说。"

"进了厨房，我又提醒他说还钱的事情，我给他们熬个粥喝喝。他说'这家是我的，你滚！'当时我就急了，拿起锅把烂面条倒进垃圾桶，他狠狠地用拳头打我的头……那是他第一次打我。"

他不和任何人交往

"我们漂在天津的同学本来就是个圈子，相互帮助。可欧阳从来不帮助人家，我的几个小姐妹搬家，其他姐妹和她们的老公都去帮忙，但欧阳从来没有去过，这让我特别没有面子。

"朋友们都坚信我的婚姻不幸福，所以经常问我：'你过得还好吗？你找的是大知识分子，和我们不是一个社会阶层的人，是不是人家瞧不起我们呀？'大知识分子装修房子还没有钱？穷酸！我总担心人家在背地里笑话我。"

"最让我伤心的是半年前，我们决定调理身体准备要孩子，我都 35 岁了，如果再不要以后想要都要不上了。但欧阳并不积极，他说没有孩子经济上还这么紧张呢，生个孩子并把他抚养大需要很多钱，而这个孩子是否能成才还不一定，他接触过很多学校，每个学校都有那么多的问题孩子……但不能因噎废食吧？我坚持要孩子，他也就不反对了。三个月前，他回老家，将家里刚刚存的 3 万元带回去了，说他小弟弟要盖房结婚。什么意思呀？我们结婚，他父母没有给我们一分钱，是我父母把给弟弟结婚准备的 5 万元借给我们装修的，现在他不积极还债，却充有钱人给他弟弟……他又喊'这是我的家，滚……'我当时像疯了一样，这既然不是我的家，我为什么还要爱护？我摔了很多东西，他狠狠地打了我，揪着我的头发狠狠向地上磕打，我当时都认为自己会被他打死……"

"之后，我离家了，到朋友家住了三个月，欧阳只给我打了几次电话，但没有表示任何的歉意,只是问我到底还回不回家?其实朋友家离他们单位特别近,我觉得他至少应该买些礼物到朋友家来一趟,给我个台阶。但他始终没有来。我心冷了,离婚吧!"

从冯舒丽的叙述中,我感觉到她并没有真正做好离婚的准备,只是欧阳的态度让她骑虎难下。如果抛开欧阳平时为人处世的特点,仅仅从他对妻子的态度来看,的确不太重视这份感情。但对一个人亲密关系的判断要以他日常行为习惯作参照系,不然就会误判。所以我在和欧阳交流之前不能给冯舒丽任何的建议。

我让她滚就是图清静

欧阳走进咨询室时,表情很木讷。"欧阳老师,咱们算是同行了,但请你放心,走出咨询室,我将不认识你。接受婚姻治疗的想法肯定是冯舒丽的,你为什么陪她来呢?"

"她说您是专家,我就来听听您怎么说吧!"

"目前她离婚的理由聚焦在以下几个方面,我们逐一交流好吗?"欧阳顺从地点点头。

"你为什么总是说:这是我的家,你滚!"

"无论在哪里,只要我能安静地看书就满足了。可小冯却总是没完没了地说话,尤其是给我提出各种我暂时无法解决的问题,我就是让她闭嘴。"

这么伤人心的话仅仅是为了让妻子住口而已!

"可你想过这句话对妻子的伤害吗?她一心一意地和你过日子,你却经常说让她滚,她在这个家里没有任何的安全感呀!"

"我就是希望让她明白,房子是我的,她没有房子,如果和我离婚了,她什么都没有了,又得回到当年租别人房子的那种境地了。"我哑然失笑,这位研究员的思维真的是很高科技!

"那你为什么要打她呢?"

"我说不过她就打她,之后她就回屋哭了,不再烦我,我又能看书了。"一个多发性家暴,而成因却简单得让我瞠目结舌。

"如果你想叫停争吵,可选择的方法很多呀,比如你可以走出家门,让自己和妻子都冷静一下,在小区里转几圈,回来就好了。"欧阳平静地说:"可之前没有人告诉我可以这样呀!"

"这么说以后你可以不打她了?"

"只要能够不吵架了,为什么要打她呢?她也反抗的,所以我也会受伤的!"

厚厚镜片后面欧阳的眼睛充满了真诚。他是教育学硕士和研究员,但对这么简单的人际交往都不能有效把握,我真的觉得中国的教育是有问题的。

我父母和她爸妈要一样

"为什么双方老人来待遇却不同呢?"

"我家在深山里,为了培养我,我两个弟弟只上了小学就外出打工了,我是全村的骄傲,您说他们好不容易来一次,我是不是应该让他们感觉到我既优秀又孝顺?他们给我扛来全套的被褥,您知道他们是辗转了三天路程才来到天津的,您说我给他们弄点肉过分吗?他们从来都没有坐过出租车,那次我们带他们去逛滨江道,回来时,我都打上车了,小冯非喊着来公交车了,我父母从出租车上下来,坐公交车。他们这辈子第一次坐上小汽车又下来了,您说我是什么心理感受?母亲临走时一再嘱咐,千万别跟媳妇打架,好好过日子。"

"父母来之前,你和冯舒丽就接待的标准、游玩的行程、你内心的诉求交流过吗?"

欧阳摇摇头。

"那冯舒丽怎么知道你的想法呢?如果你事先说了,而冯舒丽现场不配合,那是她的不对,你们平时节俭,看到公交车来了,她肯定特别兴奋,觉得可以省钱了。"

欧阳对丈母娘一家的态度来自于对冯舒丽接待婆婆的不周。非常遗憾,他们从来就没有交流。

我做学问不需要和人交流

"冯舒丽觉得你太过清高,不参与她的朋友聚会!"

"我不但不参加她的聚会,也不参加我同事的聚会。我是做学问的,只有把科研做出来才是硬道理,我不喜欢和人打交道。她出去聚会我从来都不反对,她为什么要干预我的生活呢?"

我觉得她们的家庭教育有问题

我们澄清了冯舒丽提出的三个问题之后,我请欧阳说说他对冯舒丽的不满。"我觉得她们家的家庭教育存在很大的问题。"看来欧阳也是有备而来的。

"你能给我举个例子吗?"

欧阳告诉我说,过年回娘家,冯舒丽让他给娘家买这买那,尽管他觉得没有必要,但反正一年就去一次。可丈母娘看到这些礼物之后就批评他们不会过日子,买这么多礼物干什么。欧阳觉得特别别扭,自己本来不想买的呀,是你闺女非得买的,怎么我又落得个不会过日子了呢?

"他们怎么不提前沟通好呢?到底我应该买还是不应该买呀?"

我笑了。"欧阳老师,你对人情世故还真的不太了解,女儿回娘家买礼物是想告诉娘家,自己的生活很幸福;而丈母娘批评你们不会过日子只有40%是真实的。不信你们一走,丈母娘就会跑到邻居家说:瞧我这傻姑爷,每次回家都买那么多的东西,嗨,他不是研究员嘛,收入好呀! 我家姑娘找的男人还不错……明白了吗?你买的礼物既满足了妻子更满足了丈母娘的虚荣心!"

欧阳苦笑一下,"您说的是真的吗?难道女人都这么麻烦吗?"

"这不是麻烦,是人之常情!"

"那您说关于我们那5万块钱是怎么回事?当初冯舒丽说是娘家给弟弟娶媳妇的,先借给我们装修用,我心里一直惦记着。可她母亲却说不着急还,都是一家人。她母亲都这样说了,我才把3万块给弟弟了,可冯舒丽听说后就和我拼了,她们家人怎么总是红脸、白脸呢?好人也是她们,钱还一分不少。"

在欧阳的逻辑里,冯舒丽和母亲这种说法不统一的确是让人摸不着头脑。但稍微有一点常识都会明白。"冯舒丽和你是夫妻,她当然是说实话呀,如果她母亲也催你还钱,岂不是太生分了?你压力岂不更大了?"

夫妻治疗尽弃前嫌

他们坐到一起的时候,已经澄清了许多问题,我引领他们将之前的误解都说出来。冯舒丽一再表示，以后她会将自己内心真正的想法说出来；欧阳也表示，以后他不忍着，有问题就问冯舒丽。

冯舒丽和欧阳相识时都属于大龄青年了，少了年轻时的浪漫，多了应对现实生活的理性，此时选择伴侣求同存异是关键。

我建议冯舒丽以后要注意尽量避免和他争吵，或者看到他情绪激动了，就抓紧闭嘴，离开现场，以免事态发展。

未来针对双方父母和家庭的事情一定要充分讨论，分别把自己的想法表达出来。

要理解欧阳的为人处世，不同社会圈子的人有不同的亚文化，知识分子的确不太喜欢人来人往，有时会有些清高，他们渴望将精力投入到科研上，你不要强迫他参与到自己和朋友的交往之中，就算他勉为其难地去了，也会因为不说话或说错话而造成大家的扫兴。只要他不阻止你参与朋友互动，你就不要为难他了。以后你和朋友坦然解释："人家不是知识分子嘛，人家就爱看书，我可搬不动他……"当你内心没有自卑感，你说这些话时朋友不但不会"可怜你"，反而会羡慕你找了一个有知识有文化的老公了。

如何保持家庭的和谐？首先，注意家人之间的沟通方式。在家庭里的成员能够相互关怀体谅，以同理坦诚的态度表达。促进家庭气氛的开放活泼，将说话的表情、语气、声调与说话的内容一致，则更有助于家人之间讯息的传递沟通，使得彼此的关系亲密无比。其次，建立富有弹性的家庭规则。每个家庭都有一套所谓的"家法"在家庭中运作，无论是明定或是默契，都表示出这个家庭的规矩。比如对待双方老人的态度和接待标准等等。第三，保持亲切和善的外界关系。一个功能较好的家庭，皆能与亲戚、邻居保持良好关系，且能接受新的事物、新的人物。如此对外界采取开放信任的态度，随时配合社会的转变，可以给家庭注入源源不绝的活力。第四，重视共同参与的休闲时间。家里的每一分子都能珍惜全家共处的时光，无论休闲娱乐或度假览胜，彼此互相约定排出时间，在轻松惬意的共同参与下，家人一起创造难忘的回忆，而这种同心同行的心态能为枯燥的生活加入润滑剂。第五，稳固和谐亲密的夫妻关系。夫妻关系良好是幸福家庭的基石，因此唯有夫妻注意维护培养，才能够创造爱的家庭，使家庭在爱中滋长。

我们双方要尝试一些增进成长的方法，在共同成长、维护、经营的信念下，"爱"将回到我们的四周，"爱"将活在我们的幸福家园。

【丽珊女性幸福心理学】

心航路教育心理机构科研部门多年来致力于家庭暴力的研究，45%的家暴发生在知识分子家庭。表面上文质彬彬的知识分子为什么会将拳头打向自己的妻子？知识分子承受的社会压力多于普通人，他们在外面要树立一个儒雅的形象，负性情绪无处释放，如果在家庭中无法与妻子良好沟通，就会将妻子带入联动性不安之中。

想用孩子拴住高富帅，不靠谱

"奉子成婚"是推进婚姻进程的良方吗？但凡在商场上叱咤风云的人，脑子都不会太笨，在他没有决定结婚之前，女方的心计过重只能使男方快速结束关系。在两性情感的天平上，千万不要用孩子当砝码。

From：段文静(34 岁女白领)

我真的不明白，为什么成功的人也会变态呢？我的未婚夫是一个投资公司的 GP(general partner 一般合伙人的缩写，是指在股份公司中给有资本的投资者管钱的人，也可以是自己有钱投入也参与管理的人)。我在药厂做出厂检验，工作中很少和人打交道，刚认识他的时候根本就不知道他具体是做什么的。他总是很忙，基本每个月会和我见一两面，每次不是带我吃大餐就是做短途旅游，他让我享受到完全不是我这个阶层的生活。我真的很幸福，没有想到自己在 34 岁时竟然还能遇到这样的钻石王老五。他还邀请我的家人和亲戚去北京香格里拉饭店就餐，我和父母都觉得特别有面子，真心觉得天上掉馅饼砸脑袋了，尽快和他结婚成了我和我们家人的梦想。他也表示只要他的项目进入常态就和我结婚，我已经有两个月不避孕了，希望怀上孩子，毕竟我年龄不小了。

前些天他换新手机，他让我帮助设定，并且告诉我他的邮箱密码，出于好奇,我查看他的邮件,他是几个婚恋网站的VIP,邮箱里是他与很多女人的邮件往来,每封邮件都充满了色情,甚至有不堪入目的艳照。他每次和我做爱之后都去书房抽烟,其实是在网上发十封这样的邮件……我真的宁可信其无,不想信其有,可能仅是逢场作戏,但随着我进一步地看邮件,发现他和5个女人都保持着很长时间的交往,并且带她们到各地旅游。我觉得自己被他愚弄了,让他解释。他只淡淡地说:"你的好奇害了你! 我没有什么需要解释的。相信你自己的眼睛吧!"我愤然搬出他家,他当时不但没有挽留而且之后也没有给我打电话。我挺后悔的,我这个年龄找到这样一个男人挺不容易的,我家人也说我太任性了,但他不给我台阶……等了一周,我实在等不了了,就给他打电话,说我住在他家时垫付了一些钱,他让我给他发个花费清单,他给我打到银行卡上。我再没有和他纠缠的话题了……丽珊老师,他为什么会这样绝情呢? 我还有机会挽回我们的感情吗?

To:文静

为什么认为成功人士就不应该变态呢? 成功是指其有能力将事业做出成就,并不代表他的道德感、心理健康和情绪管理等诸多方面超过普通人。

文静,你到底希望在婚姻中获得什么? 因为对方事业成功,带你和你的家人吃大餐,你就特别幸福,渴望尽快和他结婚。一些女孩渴望遇到钻石王老五,嫁入豪门,华丽转身成为阔太太,这种"美好"愿望无可厚非,但女孩却忽略了对自我的审视,自己有什么过人之处吸引住这样的男人呢? 你是拥有足够的背景帮助男人更上一层楼吗? 你和对方是青梅竹马,拥有纯洁的感情经历吗? 你是拥有智慧为对方营造心理的港湾吗……总之,你在享受他带来的物质享受的同时,他能够从你这里获得什么? 如果仅仅是你单方面收获的话,他有珍惜的理由吗? 文静,恕我直言,你和你家人的"天上掉馅饼"的心态让男朋友看清了你们的动机。

文静,你希望通过怀孕、生孩子来拴住他的想法是他选择马上离开的重要原因。他可能还在犹豫是否与你结婚,而你想奉子成婚的行为让他觉得你太有心计,会在生活中处处设陷,为此他不加留恋地彻底结束你们之间的关系。

文静,为了避免你的纠缠,他制造了让你提出分手的局面,他特意给你露出破绽,让你进入他的邮箱。你抓住他对感情不专一的漏洞,于是他主动离开,不给你任何回归的机会。这种类型的男人甩掉女人常常用这样的手段。

文静,你后悔自己当时发现他滥情之后处理得太过任性,其实就算不任性,你们之间的关系也非常可能要结束了。你想挽回你们的感情,我想请问你们之间有感情吗?是你对他有感情还是他对你有感情?如果他没有钱,你还会这么"幸福"地跟着他吗?而他之所以能够同时玩弄这么多女人的感情,就是他看透了女人和他在一起的目的。文静,你对对方的婚姻状态有把握吗?

文静,对方必须绝情,不给你留有任何回旋的余地。估计他用这样的伎俩抛弃过一些爱做阔太太梦的女人,这些女人中肯定会有提出要分手费的,他可不想付出额外的代价,所以用决绝让你不敢跟他张口谈条件。

放弃吧,别再想这个人了,整理思绪,开始真正属于你自己的爱情吧!

【丽珊女性幸福心理学】

灰姑娘的故事只有在童话中出现。当灰姑娘遇到王子,首先要想自己到底有什么资本吸引王子;其次,如果自己没有什么资本,却被天上掉下来的馅饼砸到了,你要考虑王子真的是王子吗?王子为什么会垂青我呢?会不会有诈?不同社会阶层的人思考问题的方式不一样,不同高度的人看到的人生也不一样,结婚不是终点,而是起点,有必要让自己带着那么多的问号走上婚姻之路吗?当然,这些问题的前提是对方有兴趣和你一起走入婚姻。

我想养精蓄锐生孩子,老公却只想多赚钱

当妻子过于追求物质生活时,无疑会加大老公的工作压力。过度压力不仅会影响男人的情趣,而且还会影响男人的性能力。

From:于蕾

我是一个很外向、乐观、开朗的女性。婚前我做文员,工作轻松但收入低。我老公是做销售的,他特别成功,不仅收入高,并且当经理了。我们都喜欢大房子和豪车,为了拥有这些他不断地给自己提出更高的目标。婚后,他建议我换个工作,也做销售,这样可以分担他的压力,尽早实现生活的梦想。

他的工资基本上是我的十倍,我真的很眼热。在为人处事各方面我并不比他差,如果做销售肯定也能风生水起。我果断地辞职,到一家大公司做销售了。一年来,这份工作让我苦不堪言,压力山大,我像祥林嫂一样,总是和周围人诉苦,有的朋友说我人缘好,具备销售人员所必需的素质;有的朋友说女的做销售会给人很大的想象空间……我父亲说天天看着我忧心忡忡的样子他很心疼,我在家里的脾气越来越大,说话沾火就着,如果持续下去会得心理疾病。

我真的觉得自己不适合销售工作,和老公商量换工作,但他坚决反对。他说所有工作都有压力,别太娇气了。"谁不累呀?谁压力不大呀?你喜欢高消费,就

要承担家庭建设的责任呀,不然我一个人可扛不过来。"静心反思,我和朋友说工作压力大的时候更多,和老公说得最少,可他给我的建议也是最冷冰冰的,有时我说多了,他就烦,不是和我大吵就是一脸冷漠。我都不知道如何面对他了。

我和老公是大学同学,当时谈恋爱时他特别温和,对我百依百顺,不知道他对我态度的改变是因为结婚了还是因为我不想做销售?我现在特别想生个孩子,让自己安静下来,如果那样老公会不会更加甘心情愿地赚钱了呢?但老公坚决反对,他说我们才27岁,完全可以再干三年,积累更多的财富后再生孩子。丽珊老师,难道我就必须坚持自己不喜欢、不擅长的工作吗?如果我一意孤行地换了工作,会不会又影响我们的夫妻感情了?我太笨了,什么都做不好!

To: 于蕾

从你的描述中,我感觉到你和你老公属于比较追求物质享受的年轻人。销售工作对于满足你们大房豪车的生活的确有很大的诱惑。销售岗位看似门槛不高,但职业却是十分挑人。你老公无论是成就动机还是人格类型、职业兴趣可能都适合做销售,他做得顺风顺水,令人满意的经济收入使他觉得销售是见效快的好职业,他不理解你为什么会有抵触情绪,误以为你是娇气怕吃苦。

于蕾,你父亲让你换工作的建议是客观的,毕竟他看着你长大,对你的性格、兴趣、为人有更全面而充分的认识。他看到自你从事销售以来的变化,他真切地感受到你的焦虑和烦躁。于蕾,我们工作的目的除了实现自我价值,还有更现实的目的,就是让生活过得更美好。你现在的工作已经使你丧失了自信,失去了工作的热情,并且疏远了和家人的沟通,情绪也经常处于焦躁状态,那么这个职业显然是不适合你的。

于蕾,在你换工作之前,先协调好与你老公的关系。他目前对你的态度与结婚之前有了比较大的不同,既不是因为结婚了就疏远你了,也不是因为你不想做销售,而是他肩上扛着你们俩共同的愿望:住大房子开豪车。为了这个目标他把自己压迫到极限,给自己不断地加码,但销售业绩是否能达到他的预期不仅仅取决于他的主观能动性,还和经济大环境、客户企业的购买力、竞争对手的销售策略等环节有关,所以他本人也是长期处于焦虑和紧张之中,这造成他情绪波动的剧烈。此时他误认为如果你坚持做销售就能帮助他分担一些压力。

于蕾,遗憾的是你老公却忽略了如果你继续做销售,长期处于负向的情绪之中,你们之间的互动将越来越糟糕,对婚姻的幸福和感情的稳定构成挑战。如果那样,就算多赚一些钱但彼此都处于痛苦之中,这种付出还有意义吗?

于蕾,我建议你和你老公一起接受压力管理咨询,让咨询师全面地了解你老公目前的身心状态,改变他不合理的物质消费理念,优化他的情绪管理,以平和的心态更加积极可持续性地面对事业和生活。

于蕾,在你和老公之间的关系优化之前,我不建议你怀孕,就算你调整了自己的身体状态,如果你老公处于高压力状态,精子的质量也不会太好,无疑对孩子的先天遗传有影响。况且,在你老公没有充分的心理准备情况下怀孕了,他如果不能够对你子宫里的孩子充满爱意,对孩子潜意识的形成是不利的。等一切顺遂了再怀孕不迟。

【丽珊女性幸福心理学】

没有事业心的男人是没有前景的男人,难以给妻子安全感;事业心太重的男人会将事业看得比什么都重要,而此时妻子、孩子则是他生命的"外挂",让妻子难以拥有归属感。

36 岁德国老公不要孩子怎么办

父母的教养方式直接影响子女的感情生活和育儿理念。丁克一族中,有的从小缺少父母心灵支持,或长期生活在父母软暴力的家庭氛围中,形成了难以走出的心灵阴影,担心自己会无意中承袭不良的教育方式,给自己的孩子造成终身难以弥合的伤害。

From:蒋茗瑶

我和我老公结婚 8 年了,他始终不要孩子并且理由荒谬,他认为一旦有孩子就由二人世界变成多人世界,他不能允许有别人侵入我与他的生活之中。我对他的观点十分不解,有了孩子不就是由二人世界变成三人世界吗?哪里有父母不欢迎自己孩子的?他说正是因为我的思维能力不高,凡事都想得太过简单,缺乏起码的对事态发展的预估能力,一旦遇到困难,就会完全乱了阵脚,那样我们的生活将会陷入痛苦之中。我觉得他是危言耸听,人家生了孩子难道就不生活了吗?

我今年 34 岁了,如果再不生孩子,恐怕以后再也生不出来了,为了孩子问题,我甚至考虑过是不是与他离婚。但说实在的,除了孩子问题谈不拢,我们还算是挺幸福的。我在一间德国公司工作,年轻时被派到德国总公司进修,在那里遇到了他,他是工程师,对我一见钟情。为了拒绝他的追求,我一再重申自己不喜欢德国,等进修结束会马上回到中国,不打算再去德国。他具有日耳曼民族的固执,非常坚定地表示,只要和我在一起,他无所谓在哪个国家。在交往中,他给了我强烈的安全感和归属感。进修结束后,他和我一起来到中国,8年了,我们都没有回德国探亲。

老公刚来中国时,在一家不错的德国企业供职,后来那个企业战略收缩,撤回德国。他放弃了特别好的发展前景,留下来到现在所在的公司,这间公司不太好,我能感觉到他在公司很委屈,有怀才不遇的感觉。但他从来都不抱怨,每天下班就回家,安静地坐在我旁边……我有时觉得他对我的依赖更像儿子对母亲。

我鼓励老公到一些德国人聚集的酒吧,人在他乡为异客,如果结识一些老乡岂不是好事?他也很听话地去一趟,我观察他在酒吧时也和人家有说有笑,但回来之后既不主动约人家,也不接受人家的邀约。就这样,我推一推,他动一动,我不推,他不动。有一次我又要求他出去交朋友,他明确告诉我,他到中国来是为了在我身边,如果他想找德国人还不如直接回德国去,那里不仅有朋友,更有他的家人……为了我,他付出的太多了。

原来,我曾经以老公这样依赖我为荣,现在却真心觉得是负担。我们这辈子就这样两个人大眼瞪小眼地过下去吗?因为老公的原因我也越来越少和家人聚餐,如果服务员是女孩,他还能表现正常;一旦是男服务生,他会十分坚决地离开,我就很尴尬,走也不是,不走也不是。我家人倒是通情达理,往往就催我和他一起离开。我追问他为什么这样排斥男服务生,他说他心理有阴影,看到不太干净的男性就发自内心地恶心。

结婚之前,我听到过很多关于异国恋不靠谱的说法,当时我觉得就算同一个国家的人,也不一定就生活得很合拍呀,现在我真觉得不同的文化造就不同的思维模式,如果抛开这些观念,仅仅从生活角度,我还是比较满意的,但这些现实问题的确困扰我。看着他这么痴情,我很难忍心和他说离婚,我当初为什么答应了他的求婚呢?为什么带他来中国呢?丽珊老师,您说我应该怎么办呢?

To:茗瑶

你和德国老公相亲相爱相守8年了,这么好的夫妻为什么不能要一个爱情的结晶呢?如果有了一个身体里流淌着双方血液的孩子,爱情岂不更加完美?遗憾的是德国老公坚决不要孩子,作为爱他、想和他继续生活下去的妻子情何以堪呢?

茗瑶,就生孩子的问题,我觉得你老公的思考更趋于客观现实。你认为一对夫妻生一个孩子就是由二人世界变成三人世界,而这第三人又是夫妻的爱情结晶,内心美都美不过来,怎么可能会觉得麻烦呢?而现实生活是,生养个孩子是个系统工程,会有许多人加入到家庭生活中来。比如你娘家人会过来帮助你们,同时还会有月嫂、保姆加入,二人世界变成了多人世界。人际关系复杂了,生活的秩序变化了,矛盾冲突自然也就多了……而这一切对于不太喜欢与人交流的你老公来讲是难以招架的,因为他预估到了这些,所以他持反对的态度。

茗瑶,你和老公生活了8年,你看到他在与人交往中的退缩,对不太干净的男性就发自内心的恶心等现象,而在这些现象的背后,我担心你老公可能会有人际交往障碍。作为一个社会人,无法也不应该拒绝与人交流。而他对你的依赖完全超出了老公对妻子依赖的合理水平,他已经出现了自闭的倾向性。

茗瑶,丁克家庭被越来越多地接受,传统的以繁衍后代为中心的"亲子轴"、现代的以二人世界为轴心的"夫妻轴",和已露端倪的"独立轴"构成了多元化家庭模式,显示了社会文明进步后的极大包容性。你现在将关注点从要孩子转移到你老公身上,帮助他选择一个懂得德语的心理咨询师,对你老公的心理健康水平进行评估,给他系统的心理支持,而你也要肩负起陪伴他心灵成长的任务。

"让爱常留我家",科学理性地选择适合自己的家庭模式,营造爱、享受爱、传播爱才是家庭对社会的最大支持和净化。

【丽珊女性幸福心理学】

在《你可以嫁得更好》一书中,我就指出,在恋爱之初,双方就一些婚姻价值观进行沟通,比如婚后是否要孩子?要几个孩子?对孩子的性别是否有明确的好恶?在陪伴孩子成长的过程中夫妻双方如何分工等等,都谈清楚。如果一方坚决不要孩子,而另一方必须要孩子,这场恋爱就没有了继续存在下去的必要了。价值观没有对与错,只要双方匹配就好。

得知我母亲有躁狂症，老公坚决与我离婚

两个性格孤僻的人被群体边缘，相同的境遇让他们自然靠拢，不为爱情，只为抱团取暖。性格孤僻的人缺乏与人互动，视野和胸怀都会有局限性。

From:闫妍

我和老公是大学同学，他性格内向，总是郁郁寡欢的，几乎不参与任何同学间的活动，慢慢地就被大家边缘化了。同样的性格和境遇使我们自然靠拢，到大四时，形单影只的我们就凑到一起了。现在回想，我们之间没有爱情，只是抱团取暖而已。

大学毕业之后，我们一起考到天津上研究生，我们两家东拼西凑凑够了首付给我们买了婚房。当时我希望在这个房子里生儿育女，平静地生活到永远，却不想"永远"却那么短。自从参加工作，我老公就没有开心过，抱怨领导总是把费力不讨好的事情交给他办，同事们也欺负他……每天他很晚才能回家，我开始还盼着他回家，但他回家什么事情也不管，只是唉声叹气，我倒觉得他不回来更清静一些。我在工作中还算顺利，而我的顺利也刺激了他，总是觉得我话里有话讽刺他，找茬儿和我打架。周围的姐妹们说如果我怀孕了，他就会有安全感了，脾气会好些。

年初,我怀孕了,妊娠反应特别厉害,吐得昏天黑地的,完全靠输液维持生命,他不但没有关心我,反而抱怨我太娇气,给他添乱,并冷冷地说:"我现在的工作状况根本就没有做好要孩子的准备,你可别指望我能帮助你什么。"尽管我心里特别难受,但我还是理智地考虑,就算他想照顾我,他的工作也不允许呀。于是我让母亲从老家过来照顾我。

老公对我母亲过来帮忙不但没有感激反而连最起码的礼貌都没有,从他的言谈举止中感觉到他认为我母亲是趁机侵入我们家:我父亲早年间就去世了,母亲始终一个人生活,借着照顾我的引子,就和我们住一起了。我说我们亲戚都在老家,母亲为什么要到北京来呢?但我老公并不相信,他认为我很狡猾。

老公平时回家几乎不理我母亲,公休日,我希望他能够尽地主之谊,带母亲逛逛北京,他不明着拒绝,一到周末就找各种理由不愿意出去。我觉得他太不近人情了,为什么他母亲来了,他就抽时间带着去逛呢?他自觉理亏,就开始挑剔我母亲,说这不对,那不对。我母亲也开始在我面前说他的各种不是,每天他回家我都很紧张,生怕他们两个当面冲突起来。

我的担心很快就应验了,老公说我已经怀孕三个月了,一切都归于正常了,我母亲可以回老家了,没有必要继续住下去了。有一天,他竟然告诉我母亲,就算她赖在这里也没有用,这个房子是我们两个人的,就算离婚也一人一半,不会因为我们人多就落到我们的名下……我母亲怒了;她歇斯底里地骂我老公,我知道她的躁狂症发病了。父亲很早去世给母亲的精神很大打击,得了躁狂症,幸好我的姨妈和舅舅对她照顾得无微不至,所以在我印象中她只发过几次病,没想到她和我老公的冲突使她旧病复发。老公吓坏了,他躲进书房,母亲就堵在书房门口骂他,她总是试图要冲进去……我老公把房门紧紧顶住,隔着房门大声向我求助,让我把母亲用绳子捆上。我怎么能捆自己的母亲呢?更何况,她发病时,我根本弄不动她。我告诉老公不用害怕,不要大声喊激惹母亲,她骂过去就没事了……老公真的不敢喊了,就给我打电话追问我,我母亲会不会打人?会不会杀人?还质问我为什么结婚前不告诉他,说我骗婚……那天我本来就在给公司赶一份材料,不想陪着他无理取闹,就把手机关了。

母亲平静下来之后,老公指责我根本对他的安危不闻不问,我告诉他母亲发病时根本没有人能够制止……只要过了那个劲儿就没事了。我老公搬着行李住到公司去了,临走之前给我留下话儿,我母亲一天不走他就一天不回来,他无法面对我母亲。他还指责我谈恋爱时跟他隐瞒了母亲有精神类疾病的事实。如果早知道我母亲有这病,他肯定不会和我结婚,他从网上查了相关资料,知道精神疾病的家族遗传非常厉害,他明确要求我马上堕胎,"我可不想就此进入人生的噩梦,一觉不醒。"

婆婆得知这件事情之后就赶过来,坚决要求老公跟我离婚。

丽珊老师,如果我怀孕反应不这么严重,如果我没有让母亲来照顾我,如果我母亲发病时我坚决制止她,我老公就不会和我离婚吗?我不知道后面的路该怎么走。

To:闫妍

怀孕使婚姻亮起了红灯,真的是超出你的想象。是福不是祸,是祸躲不过,既然麻烦来了,我们就面对它吧。

闫妍,你们的婚姻存在先天不良。一是你们俩的性格太趋同了,两个性格孤僻的人在大学被群体边缘,两个边缘人凑在一起,但抱团真的能够取暖吗?性格孤僻的人缺乏与人互动,视野和胸怀都会有局限性。孤僻的人要尽量和性格随和的人多接触,这样既给自己营造一个比较宽松的人际交往环境,又能够观察、模仿人家如何待人接物,提高自己的人际交往能力。你老公性格孤僻进入职场之后遇到困难,又把负性情绪带回家,而你又没有足够的能量和胸怀来包容他、支持他,于是你们之间产生了一个负性情绪的联动性不安链条……二是你老公的确对你的家庭缺乏基本的了解,他对你母亲的病态行为产生恐惧是十分正常的。闫妍,因为你曾经看到过母亲发病时的样子,又因为你知道母亲是不会伤害你的,所以母亲发病时你不紧张。但对于你老公来讲,你母亲的表现太让他惊恐了,尤其是他们俩发生争吵之后你母亲那样,他真的担心你母亲会打他,甚至会失手杀了他也说不定。当你母亲堵在书房门口大骂他的时候,他多么无助、多么恐惧……而你的不作为的确太让他心寒了,并且这个事件将成为他挥之不去的阴影。

闫妍,我客观地分析了你们的婚姻,你应该转变一下对老公的态度,他是无辜的,你要尽力地安抚他,为母亲的失态向他道歉,为自己缺乏同理心而没有及时制止母亲的发作向他道歉。同时建议你在网上搜集一些关于你母亲疾病的资料给老公看,让他对这种疾病有全面的认识和了解,以减少他的恐惧。同时我建议,在未来的日子里你要减少他们见面的机会,既避免你母亲被激惹发病,也避免你老公的恐惧感。

闫妍,如果你将怀孕作为一切麻烦的导火线,你内心就会产生一些诸如抱怨、懊悔、指责这类负性情绪;如果你把怀孕作为与老公坦诚相见的契机,你和他之间再没有隐瞒了,只有了你对他宽容的感恩,那么他会逐渐接受这个事实,在未来母亲治疗疾病的过程中,你老公或许会成为你的帮手。

闫妍,你老公提出堕胎是可以理解的,精神疾病的确存在家族遗传,但并不是绝对的。只要在陪伴孩子成长的过程中,调整对孩子成长的期待,关注孩子的心理健康,孩子会健康成长的。但恕我直言,你孩子的心理环境不是太理想,你老公自我情绪管理能力不强、你们夫妻之间沟通不畅都是潜在的危害。所以你要慎重面对孩子的去留问题。

闫妍,你要理解婆婆要求你们离婚的心情:一是儿子的丈母娘有精神疾病,让她难以接受;二是对于生育计划进入了两难,如果儿子继续和你维持婚姻,就意味着你们最好不要孩子,如果要孩子就有可能遗传精神疾患。你要通过自己的通情达理、和谐共事来增强婆婆对你的信心、对你们婚姻的信心、对你们孩子未来会心理健康的信心。

【丽珊女性幸福心理学】

如果直系血亲有精神病史,一定要在以婚姻为目标的恋爱初期告诉对方,毕竟这是一个家族遗传性比较强的疾病,对方知情后如果继续恋爱,那么这份感情就经受了考验,在未来培育孩子的过程中双方要给孩子营造宽松的心理环境,给予孩子有力的心理支持。如果对方终止恋情,我们也应该充分理解。隐瞒实情肯定是不可取的,只能将损失无限放大。

生孩子不是婚姻问题的解药

结婚之后聪明、漂亮又能干的妻子变得异常物质,还和婆婆相互攻击,水火不容;朋友说尽快让她怀上孩子,她就会消停。

From:王佳林(28 岁)

我老婆漂亮、聪明、能干、工作也好,当初追求她,我真的是费了很大的力气。无论有多难,只要她提出来,我都百分之百满足她的要求。可结婚之后,我发现我们之间的价值观太不一样了,双方都很累。当时真的是被荷尔蒙冲昏了头脑。

结婚前我本来希望根据实际财力先买一套小点的房子,以后有能力了再换大的。她坚决反对,一定要买大房子,说银行的同事都买大房子……为了买房,我和我父母将所有的积蓄都拿出来,总算交齐首付。结婚之后,我的工资几乎都还了贷款,她却一点儿压力都没有,任着性子想买什么就买什么,还和同事攀比买名牌。前几天她又跟我说要贷款买 30 多万元的车,当时我就吓蒙了,房子的贷款还那么多呢,怎么能再买车呢?她说小姐妹早在结婚时就都有车了,她结婚时考虑一下子负担太重,所以没有买。像她这种收入如果没有车太没面子了。她在银行工作,收入比我高得多,但自打结婚就一直是她拿着自己的钱,根本不帮助我还贷款。我心平气和地跟她建议,咱们先齐心协力把房款全还了,省去那么多的利息,然后再买车。她一听我这话就撇嘴,我知道自己说不动她,就特别希望她父母能够给她理性的建议,没有想到他们不但不劝,反而和她一起讨论买什么样的车,她父母说年轻人要有胆量,在经济上有压力才能有挣钱的动力。当时我心里特别不痛快,为什么都是父母,但对事物的态度却这样不同:我父母特别本分,勤俭持家,在孩子需要时把积蓄全部拿出来,而她父母自顾自地消费,我们结婚几乎没有给什么钱,按照天津的习俗,如果男方买房了,女方就应该陪送车。结婚时不陪送,结婚后又让我买,我的收入明摆着,这不是挤对我父母吗?

朋友们分析我老婆因为还没有孩子,心智不成熟,自己像小孩一样,如果有了孩子就会省吃俭用了,会过日子了。我和老婆说想要个孩子,她说等物质基础厚实了再说……我偷偷地把避孕套弄坏了,我既想让她"意外"怀上,又担心她怀了孩子和我谈条件,更害怕我无法满足她就会流产……

另外,我老婆现在又开始和我妈妈斗争了。我们家是一个很大的家族,妈妈是长媳妇,什么事情都是她操持,像王熙凤那样。可能从小和妈妈在一起的原因,我找女朋友的标准也是那种能够担当的比较泼辣的人,我觉得和她在一起很放心,她能够为我安排好一切。我们结婚后的第一次家庭聚会,我媳妇很有女主人的感觉,张罗着,我觉得妈妈终于有接班人了,不用那么大年纪还跑前跑后的,也可以坐下来打打麻将、聊聊天了。却不想事后妈妈在我面前说了我媳妇许多的坏话,说她不懂规矩,抢风头,想篡权,让亲戚们都看不惯。为了证明她说得对,她就举了许多很细节的例子给我,我意识到她是一直在盯着我媳妇。回家之后我建议媳妇以后要注意低调一点,她不但没有接受意见,反而笑话我妈妈像个老交际花,说话哆哆的,亲戚朋友拿她取笑,她自己还全然不知道。她们分别在我面前彼此攻击,而面对面时却格外外交,如果不知道内幕的人还以为她们是模范婆媳呢。

在追求她的时候我想,如果拥有她我就拥有了幸福,现在真的没有感觉到任何的幸福,只是负担、惊恐和无奈。结婚真麻烦呀!

To:佳林

当年为了追求到妻子,你费尽了心思,当初她的所有要求你都百分百地满足。但结婚后你对她的各种消费要求感觉到力不从心了,你前后的反差给妻子的感受是什么?你当初找她是因为她很霸气,能掌控,未来接你妈妈在家族中的班。她真的如你所愿做到了,而你的窃喜被你妈妈的反感所打退,你又觉得她这样不好了。你本来对她父母自顾自地消费不给女儿陪送汽车心有不爽,但为了能够和自己心爱的人结婚,你没有计较,结婚后她要买车了,你又旧账重提……所有这些我只是从一个旁观者的角度进行分析,那么当事人到底怎么想呢?会比我想得温和还是比我想得更激进呢?

佳林,在你没有得到妻子之前,你把许多事情想得过于美好,而结婚之后,你又将所有问题想得过于复杂。所有生理上成熟的男女都可以谈恋爱,只有心性成熟,有强烈责任感的人才能成就美好的婚姻。原生家庭塑造人的个性,影响人格成长、管理情绪的能力,更为个人日后的人际互动奠定模式。人在原生家庭里形成的情感习惯和思维模式叫作"原生情结"。你们夫妻二人的原生家庭价值观和消费理念完全不同,如果双方没有意识到,或意识到了,却没有付诸行动进行调整的话,则为未来的摩擦和冲突埋下隐患。这个时候靠怀孕生孩子来解决婚姻中的问题又是一个短视行为,你现在都慨叹结婚真麻烦,未来有了孩子,你会更加觉得麻烦。所以要将所有问题解决之后再考虑生孩子的问题。

组建家庭,意味着一个人要完成第三次断脐(出生是第一次断脐,生理上的;青春期是第二次断脐,心理上的;结婚是第三次断脐,生命中的)。每个人都要从精神上与原生家庭断脐,做一个独立的人,不能所有的问题都借助原生家庭,造成与对方原生家庭的隔离感;更不能将彼此之间的矛盾归因于原生家庭,你与妻子之间价值观不同,需要双方的沟通,而不能将怨气推到丈母娘家,造成更为复杂的人际冲突。

我也想和你的妻子说两句:婚姻中,夫妻要学会做配角,以听为主,在家族交往中慢慢了解这个圈子的交往习惯,以免贸然进入。你个性争强好胜,以家庭主妇的身份成为家族中心的做法无疑是对原有交往体系的冲击,造成一些麻烦是很自然的。进入婚姻之后,你不再是一个小姑娘,你已经变成家庭主妇,所以考虑问题要周全而不能任性。要接受丈夫的价值观、兴趣、原生家庭的价值观和生活习惯,放弃重新塑造丈夫的想法。一对夫妻在平日的生活中,给对方最大伤害的话是:"跟你在一起真亏,你根本配不上我。"如果你不幸福,对方同样不会幸福。能给予对方最美好的礼物,就是你自己的幸福。中国传统的中庸之道是幸福婚姻的基础。妥协并非是天生的能力,婚姻路上牵手一生的人必须学会妥协和让步。妥协的人往往是充满自信、品格健全、善解人意的强者。夫妻之间要么双赢,要么两败俱伤,绝不会只有一个赢家。

【丽珊女性幸福心理学】

所有的人都有潜在的未开发的"情绪智力",每个人应该把自我内在的"智力"开发出来,加以活用。一个人在恋爱和结婚生活的过程中会遇到各种各样的事件和场面。对每一个新的事件和场面的处理,都会使你得到成长。爱一个人,并同这个人一起去营造一种新的生活,是一种美好的事情,也是值得我们每个人努力学习的事情。

心灵作业:检视你们的婚姻

LOVE 原则包括 L 聆听(Listen)、O 贡献自己(Offer yourself)、V 尊重和荣耀(Value and Honour)、E 拥抱(Embrace)。请夫妻二人认真回答以下问题,给你们的婚姻质量进行评估。

L——聆听(Listen)

1.要诚实守信。夫妻双方能够敞开心扉,懂得与对方分享。真诚、正直、忠贞。

2.相互尊重和珍视对方的观点、思想以及信仰。

3.用爱的方式(比如聆听、牺牲自己、尊重、珍视和拥抱)来解决分歧和冲突。

O——贡献自己(Offer yourself)

4.坚信自己的婚姻会天长地久。

5.双方共同规划如何抚养你们的孩子。

V——尊重和荣耀(Value and Honour)

6.将最真实的自己呈现给对方,并且得到他的接纳、欣赏。

7.共同参与对婚姻生活构成影响的重要决策。

8.宽容接受对方。

E——拥抱(Embrace)

9.经常通过身体的接触来增进感情并增加两人独处的时间。

10.两人的关系永葆激情,并经常能够发生共鸣。

怎么样?如果你们双方的得分都在 6 条以上,那么还等什么?抓紧生孩子吧!

如果你们中有一方不到 5 条,就要等一等。将婚姻营造得更幸福再要孩子吧,不急于一时,因为生孩子不是终点,而仅仅是一个起点。你要几十年地陪伴孩子成长,让他降生到一个充满爱意的家庭是你送给孩子最珍贵的礼物。

　　如果你们双方都不到 4 条,抓紧找一位婚姻指导师,和他聊一聊你们的婚姻,对提高婚姻的品质很有帮助的。

第二章 老人顺和 孩子有爱

　　婚姻不是两个人的结合,而是两个家族的联姻。孩子的来临将两个家族紧密地联系到一起。现代社会,绝大多数新生家庭(父母照料的、孩子出生并成长的家是孩子的原生家庭,而孩子结婚组成的家庭叫新生家庭)都是独立生活的,与双方父母的来往多限于节假日。而怀孕、生子使年轻人与对方的父母接触增多,来自原生家庭的差异充分显露出来。而婆媳间、翁婿间关系的微妙变化都会体现在夫妻之间。

　　女性如果与自己的父母关系不和睦造成人生的短板则在夫妻关系上、婆媳关系上呈现出来。

　　在怀孕之前,将所有的人际关系协调顺当,不然,怀孕、生子会放大差异,激化矛盾,人际环境的不和谐又对孩子的心理环境构成直接而深刻的影响。

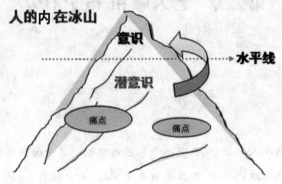

图：人的内在冰山

不知道你是不是有过这样的感受，和某人初次见面，事先你没有对方的任何背景资料，就会产生各种各样的情绪感受，其中有两种比较极端的情况：一种情况会产生强烈的亲切感，希望能够多与其交流；另一种情况则会产生强烈的排斥感，莫名其妙地反感对方。为什么会出现这样的情况呢？下面呈现的精神分析流派的"人的内在冰山"能够帮助你揭示这个谜底。

如上图，我们看到一个冰山，水平线以上是意识，是我们能够意识到的事物，但非常遗憾所占比例很小，只是冰山的一角；水平线以下是潜意识，是我们不能够意识到的事物，却占很大的比例，恰恰就是这些我们意识不到的东西，却影响着我们。从中我们不难看出人有时活得很被动。

在日常生活中，我们经常会有这样的体验，平时我们是非常温和的人，但一遇到某种特定的情境就会暴怒，自己难以控制，极大地影响了自己的公众形象，事后特别后悔。但如果不加以处理，下一次遇到同类问题时，依然会怒不可遏。这是为什么呢？事实上那个情境点燃了你潜意识中的痛点。痛点是如何形成的呢？通过心理咨询案例，我对"痛点"的形成进行了归纳和总结，主要有以下三个方面：

一、在母亲的子宫里接受到的负性信息，会形成痛点，比如有的孕妇在怀孕期间受到惊吓，孩子出生后会比较胆小，或遇到同类事情就会表现出惊恐；再比如怀孕期间，父母对孩子不欢迎，也会在孩子潜意识中形成"被抛弃"感。

二、幼年时代负性情绪经历没有得到充分释放而被深埋进潜意识之中，会成为痛点，成为一生难以走出的阴影。比如产后抑郁的母亲抱着孩子掉眼泪，忧伤或烦躁的情绪就会被孩子的潜意识记录下来，由此产生"不安"感。

三、中国崇尚"忍"字文化，在成长中，我们将一些负性情绪压抑下去，比如大多数人提及失败，内心就充满了恐惧，于是采取回避的态度，将意识层面的痛苦压抑进入潜意识层面；再比如我们被激怒，但为了"优雅"硬将情绪压下去，这些也可能发展成为内心的痛点。痛点像隐形的炸弹，一旦未来再次遇到同类事情，炸弹就会被点燃，引发强烈的情绪反应。而每次痛点的引爆都势必会造成现实层面的危机或损失，使痛点放大。痛点就像一个伤疤，每次被撕开后创面就会进一步增大，这就意味着未来被点燃的概率增多。我们常常见到"沾火就着"的人就是内在痛点太多的人。有的会直接影响人格的健全发展。举个例子让大家了解痛点的危害。

王佳文是某国企天津分公司的总经理，她在接待总公司派来视察团时严重失态。检查工作中，一位副总裁比较客观地肯定了他们的工作，同时也指出了不足，王女士固执地辩解。她的态度使副总裁非常生气，随行的人也开始加入到批评的阵营，原本是例行的视察变成了王佳文舌战群儒。气氛越来越紧张，王佳文再也无法控制自己的情绪了，她拍案而起，"我就知道无论我怎么付出，你们都不会买账的。"然后夺门而逃。坐到了自己车上，她感觉到自己面临一个职业危机，马上来找我做咨询。

我让她用心感受这句话是说给谁的。当她说到第三遍时失声痛哭，"我是说给我儿子的。"我让她介绍一下她和儿子之间的关系。因为孩子父亲有外遇，王佳文早年间就离婚了，她觉得孩子可怜，没有完整的家，于是她努力奋斗，在物质上满足孩子。因为职业的压力，她总把一些负性的情绪带回家，常常会指责孩子，使她和孩子之间的沟通非常不畅，自己本身也产生了一些心理压力。孩子进入青春期之后，对母亲的指责开始反抗，而且反抗的强度比王佳文还高。每次她下班坐到车上内心就充满了纠结：她不愿意回家，担心不是自己激怒孩子，就是孩子激怒了她，一旦他们之间的战争爆发，不知儿子会采取什么样的过激行为；可不回家，她又不放心孩子单独在家。这种压力在家里得不到释放，竟然造成了她的职业危机……

　　我们每个人都应及时发现自己的痛点,并积极消除掉,常给自己的心灵洗洗澡。

我担心孩子长大后会埋怨我

暴力父亲让女儿内心充满了惊恐、仇恨、冷酷。她怀孕了,将这份感觉迁移到孩子身上,坚信孩子长大后一定会责问自己:"你没有经我同意,为什么要生我?"

心航路教育心理机构为一间美国公司提供 EAP (企业员工心理援助计划)服务。洪琦是这间公司的质量检验员,她曾经接受过几位咨询师的咨询,她觉得咨询师难以理解她内在的需求,所以向 EAP 专员提出请丽珊老师亲自给她做咨询。我查阅了咨询记录,咨询师明确注明"来访者偏执、敌对"。

第一次见到洪琦时,我感觉在她谦和表面的背后是无法掩饰的挑战。"丽珊老师,我聆听了您给我们公司准妈妈的心灵培训课程,也做了内在小孩测试,得分是 15。测试报告呈现:我在小的时候心灵有过伤害。我想请您帮助我的内在小孩长大,同时,我现在被一些问题困扰,也想请您帮助我。"(内在小孩测试详见《你可以嫁得更好》一书第一章)

洪琦的语言内容谦逊,但口气却咄咄逼人,给人压迫感。我明显感觉到她是用强势拉大人与人之间的距离。

担心被孩子埋怨，孕妈妈沮丧当道

洪琦怀孕 4 个月了，她对孩子完全没有感情的投入，无法理解同事中那些准妈妈的兴奋和幸福。在公司里，准妈妈们总是凑在一起，谈论关于怀孕感受和未来育儿的话题，但她没有任何兴趣，远远避开这些同事。

"你对孩子没有兴趣，却要怀孕，是为了老公吗？"

洪琦告诉我，在她的心目中老公是她的拯救者，为他做什么都心甘情愿。老公喜欢孩子，她决定替他生一个。这句话给我留下两个线索，一是老公是拯救者，她为什么需要拯救？把她从怎样的状态下拯救出来？二是她不喜欢孩子。我先从简单问题入手和她交流。

"洪小姐，你是不喜欢小孩还是担心自己没有能力把孩子带好？"我询问。

"我担心无法给孩子幸福，他长大以后会埋怨我，没有经过他同意，为什么要生他？"这个话题是青春期孩子经常说的，生理上的变化，引发情绪上的失控，使他们对自己的人生充满了无奈。但作为将近 30 岁的成年人还津津乐道此话，多少有些"返老还童"逆成长的味道。她是青春期滞后还是对自己的出生不满意呢？为了澄清这个问题，我追问一句："你对自己的出生有什么感觉？"

"我的父母为了满足他们一时的性快感，很不负责任地将我带到这个世界，让我承受了那么多的痛苦。我从来没有觉得他们给我生命有多么伟大，甚至觉得他们很自私、很龌龊。"洪琦的态度已经明确地告诉我，她对父母很不满意了。

受过伤的人更容易伤人，他们用尖酸刻薄来应对这个世界，收获的则是更加的尖酸刻薄，人生仿佛进入了死循环。成长经历的伤害会影响人的人生观、价值观和行为方式。她将自己成长中的不愉快感受迁移到孩子身上，所以她一边承受怀孕的艰难，一边还要预知着未来孩子对自己的指责。

暴力父亲是她一生难以走出的阴霾

洪琦的父亲洪家宝在外人面前总是唯唯诺诺，是最软的可随意捏的柿子，但回到家里，总是和她们母女大放厥词，教导她们如何做人、如何做事、如何成功,一旦没有得到逢迎,就会挥舞拳头,把母女俩打得人仰马翻。

洪家宝是三代单传,奶奶和妈妈把他捧上天,生活上无微不至地照顾他。他不知道如何与人交流,不知道如何替别人着想。在洪琦上小学时,单位机构重组,洪家宝所在部门拆分了,没有一个部门收留他,后来迫于机关领导的压力,后勤部门同意接收他,他觉得后勤部长对他不认同,就停薪留职做小买卖了。他既没脑子又很懒,生意做了两年没有任何起色就关张了。他说要转变一下生活方式,在家认真思考之后再决定做什么生意。洪琦妈妈觉得他能照顾一下家也挺好,至少比他赔钱强。他在家什么家务也不做,中午饭都得妻子前一天给他做出来。洪琦发自内心瞧不起这个寄生虫似的父亲。

更大的危机朝着他们家逼近,洪家宝偷偷地将家里所有的存款拿到股市,一年就血本无归。洪琦妈妈得知这个消息崩溃了,那段时间她每天歇斯底里地大哭大闹。洪琦躲在一边惊恐地看着父母,内心一再呼喊:"我为什么是他们的孩子? 他们不经我同意就生了我,难道就是为了折磨我吗?"

"洪小姐,你父亲在什么情况下打你呢?"

洪家宝每天晚上都会给洪琦讲当年他的妈妈和奶奶如何疼爱他,他多么招周围人的喜欢和羡慕。他还告诉洪琦,只要按照他的思路,她肯定也能成为人见人爱的人。洪琦心情好的时候,竭力压抑自己的情绪,低眉顺眼地听着,但如果赶上她情绪不好时就会一针见血:"你先别让我妈妈养着你,然后成为成功的人,再教给我如何成为成功的人吧!"每当这个时候,洪家宝的眼睛都会凸出来,"每当打我的时候,他完全是个疯子,他希望打死我,他也不活了。"

家庭暴力的男人无论事业如何,内心都是软弱的、自卑的。他们在外面承受着巨大的压力,却装作一切尽在掌握的样子。而回到家里,他们脱去盔甲,释放负性情绪,此时家人的不接应就会激惹他们。洪琦感觉她父亲要打死她,然后自己也死是完全对的,洪家宝对自己生活的状态肯定是不满意的。只有说起他的奶奶、妈妈时,他才能感受到自己曾经被无条件爱过。洪琦的一针见血剥夺了他自说自话的权利。

"他可以不活呀,我们绝不会拦他的。他凭什么打我和我妈呢?我一直奇怪,像他这样的人为什么还赖在这个世界上？"洪琦的刻薄表现得淋漓尽致。

为了暂时把洪琦从激愤中带出来，我给她讲了"热汤面"理论。我们到小吃店，点了一碗5元钱的热汤面，老板端上一碗有面、有汤、热气腾腾的汤面，我们就应该感谢老板，因为他履行了承诺；如果这碗汤面还有些滋味，让我们得以顺利地吃下去，就应该感激老板，因为他已经超水平地完成任务了，毕竟价目表上并没有承诺味道好；如果老板在汤面中还放了一棵绿叶菜、一片肉的话，我们就应该感恩老板了……洪琦若有所思，"丽珊老师，要不您总是笑呵呵的，您的感激点也太低了，如果遵循您的理论，岂不天天感谢这个、感激那个了……"

"是呀，在感谢别人的同时，我也很幸福呀，觉得这个人对我很好，那个人对我不薄……多开心呀。"洪琦也乐了，我趁势继续说："这个理论同样适用于我们的父母，他们将生命传递给我们，让我们有机会经历人生的苦辣酸甜，我们就应该感谢父母了；如果他们还能不离不弃地让我们吃饱穿暖、接受义务教育，我们就应该感激父母了；如果我们父母还有意识地学一点教育方法，用我们乐于接受的方式教育我们，我们就应该感恩父母了。"

洪琦很认真地思考我说的话，她甚至要求暂停咨询，她要独自思考一下。中场休息回来，洪琦斩钉截铁地告诉我："丽珊老师，我无法感谢他们。他们并没有征求我的意见就将我带到这个世界上，我从来没有快乐过。我更不会感激他们，如果他们有经济能力却不养活我、遗弃我或不让我接受教育，我会将他们告上法庭……每次父亲打我，我都会报警，我认为法律应该给予他严厉的制裁。我们国家的法律就是和稀泥，警察每次说说他、再劝劝我就走了。我算是命大的，如果哪天他真的杀了我，我倒真的想看看法律是如何审判的，我觉得连那些不负责任的警察都应该接受法律的制裁。"洪琦的固执让我感受到她内心对自己的状况也不满意。

老公救赎了我，但我们谈不上幸福

凡是和父亲关系不好的人，往往表现出可持续发展能力差，也就是老百姓常说的没底气。为了探求洪琦与父亲关系不好对她现实生活的影响，我绕开了父亲的话题。"洪琦，抛开你父亲，你生活得还好吗？"

"我一直以父亲作为反面例子，我很要强，什么事情都渴望能够做好。学生时代我的成绩还蛮好的,但因为人际关系不好,情绪不稳定,我高考并不理想。进入公司之后,我认真做每一件事,也有过被人欺负的经历,但还好,毕竟像我们这样的公司,人的整体素质还可以,就算心里特别不高兴,也表现出比较有涵养的样子。但我在外面一旦遇到强悍的人,就会特别紧张,根本不知道如何应对。为了能够躲开家,自从工作之后,我就自己一个人在外面租房子,但我和房东的关系都弄不好,总是换房东。曾经有一个变态房东将我的东西从房间里扔出来,当时一位物业保安看不过去,帮助我打了圆场。这是第一个给我关心的男性,我就和他好上了,他是这个世界上唯一关心我、替我遮风挡雨的人。我都没有考虑就和他闪婚了,他在我身边,我特别安全。"

"女儿要富养"是指精神上的富养。人们误认为女儿要在物质上富养,免得为一根咸萝卜条子就和男人私奔了,其实在现实中精神上的不缺失才最重要。一个在精神上无法与父亲情感链接的女孩难以顺畅地与外界建立良好的互动。如果一个房东不好,那是房东的问题,如果所有的房东都不好,那就是女孩在人际交往上存在明显而严重的问题了。一个缺少外在认同的女孩就因为保安帮助她解围,她就爱上了,还闪婚了。

"你和老公感情好吗?"

"好吧!我们俩认识一周就同居了,他负责和所有素质低的人打交道,我省了很大的心。"

"你和他有共同语言吗?"洪琦不说话了。

"我一直觉得自己命特别不好,遇到一个恶魔父亲,我还指望着有什么幸福婚姻吗?他不吼我,不打我,让我安心就知足了。"父亲的暴力剥夺了女儿作为女人的全部自信。

"洪小姐,你已经结婚了,找到了属于自己的幸福,心满意足的人应该对周围人心存悲悯才对呀,况且你不和父亲住一起,为什么还对他的过往耿耿于怀呢?"

"丽珊老师,我是研究生毕业,我每月挣 1.3 万,我老公初中都没有毕业,每月 1800 元收入,就算我不在意,他能不在意吗?您觉得我真的会幸福吗?而造成我现状的罪魁祸首是我父亲。如果我有家，为什么要到外面租房子，和那么多可恶的房东打交道？如果我性格好，有男生追求，我怎么会饮鸩止渴地与他闪婚？如果我足够自信，我不会遇到强势的人就心有畏惧……"洪琦开始哭泣，她不再强硬地执拗着了。

女儿将自己所有的不愉快都记在父亲的账上。她在缺乏自我成长的情况下，通过闪婚来回避亲子之间的矛盾，无疑将亲子间的矛盾再次泛化。而现在她有孕在身，他们的婚姻是否能够走到底也是一个未知的事情，那么孩子出生之后将面临一个怎样的家庭环境呢？

洪家宝半年前查出患上了癌症，他总是要求女儿帮助他去医院排队，让她帮着打听偏方，帮助他买药……他还和洪琦的母亲说，这个女儿是白眼狼，有了老公，忘了老爹。母亲也总是劝洪琦，无论父亲以前怎么样，他毕竟是她的亲生父亲，如果她不管他，会让周围人笑话的。洪琦特别不理解，"我母亲就像忘记了之前被他打了一样，父亲太厚颜无耻了，他难道真的忘记了曾经那么多次殴打我？忘了我多次拨打110，去警察局解决亲子矛盾吗？忘了他曾经要杀了我，而我和他不共戴天吗？"此时的洪琦已经不再强势，变成了一个抽噎的小女孩。我知道她的心在慢慢恢复着温度。

"洪琦，在你父母那个年代，孩子被父母打是再正常不过的事情了，他万万想不到他的行为会对你的内心产生那么大的影响，更意识不到你的闪婚和他的处事方式有关。洪琦，树欲静而风不止，子欲养而亲不待。你父亲已经快走到了人生的尽头，无论是出于爱还是怜悯，我觉得你都应该帮助他，当你与父亲的情感链接了，你的内心才会坚强，才敢于面对各种人，才能有信心富养自己的孩子……"

对洪琦的咨询持续到她分娩前，她整个人的状态变得柔和了，她说她现在期待着孩子的诞生，她爱孩子，也期待得到孩子的爱！

【丽珊女性幸福心理学】

跟父亲关系不好的女孩会有深刻的自卑感，因为她会觉得自己是无法得到异性认同的人。

与母亲不和睦遭婆家挤对

与性功能障碍老公相守几十年的老妈在女儿的眼中不可理喻。照顾月子期间,当着老公和婆婆的面儿,母女俩相互攻击。对妻子唯命是从的老公也一改以前的从中斡旋变得指责丈母娘了;少言寡语的婆婆挑儿媳毛病了,"一个连自己妈都不爱的女人和谁能处理好关系呢?"

怀孕,丈母娘与姑爷生活在同一屋檐下

全彤焦虑地坐在我对面,"丽珊老师,我真的无法忍受我母亲了,她总是惹是生非,弄得我在老公欧阳面前特别没有面子。"全彤是一间跨国公司的HR,她的老公在另一家跨国公司做技术研发。他们的收入稳定,在北京有房有车,生活富裕。全彤性格外向,欧阳性格内向,对全彤言听计从。如果不是怀孕,他们生活得简单、轻松、惬意。

自全彤怀孕,身在湖南的母亲孟春玲就带着智力上不太灵光的父亲来到北京,承担了一切家务。全彤从家务中解放出来了,但思想上却紧张起来了,孟春玲粗门大嗓地训斥老伴做事不走脑子,每当老伴要钱,孟春玲就格外激动,常常一边谩骂一边将钱狠狠地扔在地上。欧阳没有见过这样的阵势,劝说不是,无视也不是,晚上睡觉时,他问全彤,"你妈怎么那样对待你爸呢?你爸太没自尊了

吧。你以后不会像你母亲这样训我吧？如果那样，我一定会离家出走。"仝彤趁着欧阳不在时提醒母亲要收敛一些，母亲就开始历数老伴的种种欺骗、自私、残暴……为了修正欧阳对自己的误解，孟春玲滔滔不绝地和欧阳讲自己和一个残疾人在一起生活的委屈、艰难，为了给女儿一个完整的家不离不弃有多么伟大，到头来，老伴和自己作对，女儿指责自己做事不周，她让欧阳给评评理……欧阳表达了对岳母的理解，表示一定要劝说仝彤站在母亲的立场上。

"仝彤，如果一个女儿对自己的母亲态度恶劣，需要老公来劝说的话是有很多隐患的。"

"我老公可好了，他们全家都很好，婆婆默默无闻地干家务，从不多言少道，在她心目中老公和孩子就是她的天。我妈恰恰相反，她认为自己是我们父女俩的天。"

"仝彤，你也是婚姻中的人，婚姻中的两个人之间的事情外人是很难说得清楚的，我觉得你母亲那样对你父亲肯定是有原因的。"

仝彤告诉我，她的父亲是军人，年轻时脑袋受过伤，有时说话办事不太灵光，一直在家吃劳保，部队把他的工资打到妻子的账号上，几十年如此。现在面临一个新变化，还有半年他就正式退休了，部队要给他另起一个存折。母亲说存折必须放在她那里，而父亲坚决不同意，他要自己拿着钱，为了这件事两个人已经打了好几次架。仝彤支持爸爸把钱放在自己手里，这样才有尊严，免得每次找妈妈要钱时，妈妈都会恶言恶语。

"仝彤，从小到大你看到太多母亲对父亲的严厉，但你想过没有，如果没有你母亲的不离不弃，你父亲的生活又会好到哪里去呢？作为女儿，心疼父亲是对的，但不能以反对母亲为前提。"

仝彤说她对母亲的怨恨已经根深蒂固了，在她的脑海里，母亲始终骑在父亲的头上作威作福，母亲也让女儿对她感恩戴德，说自己之所以和一个有毛病的人过一辈子完全是为了让她有一个完整的家，她就应该对母亲言听计从、唯唯诺诺。母亲的说法不但没有让仝彤更爱她，反而激发了她的逆反心理。每次和母亲打架，她的身体里都好像凝聚了她和父亲两个人的力量。

我建议仝彤不要管父亲和母亲的事情，因为女儿一旦介入到他们的关系之中，三个人都会感觉到压力，母亲觉得女儿是白眼狼，不知道感恩母亲的付出，将这种愤怒迁移到老伴身上。同时她又将老伴的"反抗"归结到仰仗女儿的支持,女儿裹胁其间会压力很大。夫妻之间的交往模式无须女儿介入。

母亲强势,父亲软弱,这样家庭的女孩进退两难:女孩耳濡目染了妻子如何训斥老公,她习惯了男人在家庭中处于忍让、服从的状态,一切听从妻子的调遣,处于弱势地位,这无疑会影响到男人在她心目中的形象,瞧不起父亲,尤其缺乏尊重,造成情感链接困难,由此减少生命能量。如果母亲的强势殃及到女儿身上,女儿则会挣扎,会站在父亲一边,为父亲抱屈,全盘否定母亲,与母亲争斗,由此影响她的情绪管理和人际交往能力。

和军官结婚成为她抗争娘家的内在誓言

孟春玲身体精瘦,脸上的皱纹像用刀刻的,"丽珊老师呀,我的命苦呀,小时候被母亲抛弃,结婚遇到这个东西。为了面子,我没有离婚,苦心把女儿养大却向着她爸,全然忘记了在她三岁时,他犯病要把她从楼上扔下去……"

孟春玲在家排行老二,她上小学时,父亲去世了,妈妈拉扯着他们姐妹三人。在她升入初中时,姐姐找了个军官,远嫁他乡。转年生了孩子,妈妈带着妹妹帮姐姐带孩子去了,孟春玲被寄养在亲戚家,开始了寄人篱下的生活,她就暗下决心,一定要嫁给军官,让妈妈对自己也刮目相看。

谈婚论嫁时,孟春玲找对象的唯一标准就是军官。人托人找到军人后不久就结婚了。新婚之夜,她才得知老公年轻时脑子受过伤,有轻度的性功能障碍,并由此产生性虐待。晴空霹雳,孟春玲哭了一夜,她反复想是不是离婚。但离婚后还能找到军官吗?她不能让任何人知道这个事情,太丢人了。她只能哑巴吃黄连。军队领导向她介绍了他在军演中受过伤,但没有想到会影响夫妻生活。领导很同情孟春玲的遭遇,让她提出一些要求,军队上尽量满足她。孟春玲要求给老公涨一级工资,并指定她做他的监护人,所有收入和福利都给她。

老公得知情况后和她打架,每天都打得人仰马翻,两个月后两人决定离婚时,却发现妻子怀孕了。孟春玲不舍得孩子,两个人消停了,等待孩子的出生。全彤的出生并没有消除夫妻俩的争吵,在她三岁时,一次剧烈的争吵中,父亲拎着全彤的双腿,要从阳台上扔下去……

全彤很聪明,上学后成绩一直优秀,孟春玲觉得自己有盼头了。但进入青春期之后,全彤就一直站在父亲一边,和母亲作对,这让母亲痛不欲生。为什么自己永远被抛弃呢?

孟春玲像一只老母鸡一样为老公和女儿遮风挡雨,老公不但没有感激之情,反而一遇到机会就想从她的羽翼下逃掉。他自己根本都不会买东西,非得拿着自己的退休金有什么用?全彤却说手里有钱才会让她父亲有安全感。难道这么多年她伺候他吃伺候他穿,他都没有安全感吗?

最让孟春玲气愤的是,全彤说她邀请婆婆来伺候月子,让她回老家,却留下她爸爸。这是什么意思呢?

"为什么邀请婆婆来照顾月子呢?您不能照顾她吗?"

孟春玲好强,年轻时为了多赚点钱,她干一些体力活,把腰伤了,孩子出生之后,她无法抱孩子。"不劳动者不得食呀。我没有资格看外孙呀!"

母亲为了帮助大女儿带孩子而抛下二女儿的做法对孟春玲的伤害是深刻的。她坚定认为母亲是不爱自己的;母亲是趋炎附势的;只有也找到军官才能在娘家有地位。本来以为找到军官老公就可以抬头挺胸过生活了,却不想遇到的却是不正常的男人。当她把所有的希望寄托在女儿身上时,女儿的心却与她渐行渐远!做一个女人失败莫过于此了吧!

请来婆婆,劝退母亲

孟春玲一直认为姑爷比女儿懂事,遇事能够听她把话说完。但这次姑爷却跟她说:"全彤是您的女儿,也是我妻子,还是我们孩子的母亲,她总是生气,把奶憋回去就麻烦了,就算您可怜我,先回老家吧!"我第二次见孟春玲时,她哭个不停。

婆婆来了之后,全彤总是甜甜地喊妈。这让孟春玲特别不平衡。全彤自从离开家到北京上大学之后,就再也没有叫过她妈。"我原以为她不会叫妈呢,谁想到喊婆婆时那么顺溜。"孟春玲自己干不了活,但她心里清楚全彤的好恶,所以总是在旁边提醒亲家,而全彤却不分青红皂白地说,"您就别管奶奶怎么干了!"这孩子太不懂好歹,不知远近了。

孟春玲的卷入度太高了,她希望全面卷入到女儿的生活之中,却忽略了因为自己的卷入会造成婆媳关系的微妙,这也是欧阳表现出不满意的原因。原来妻子母女之间如何争吵,毕竟是她们之间的事情,现在丈母娘既然挑战自己母亲了,他肯定就会有倾向性。

曾几何时,我们将"己所不欲勿施于人"作为做人的一种标准,现在又发展到"己所欲也勿施于人",比如我们心目中西红柿是人间美味,并且有很好的营养,于是我们不管人家是否喜欢就一味地让别人吃,如果人家并不爱吃西红柿,为了迎合我们,强迫自己吃下去,这绝不是我们的初衷;如果人家拒绝了我们的好意,我们会尴尬,而人家也会不舒服,由此双方关系可能都会变淡。

为了让他们的人际关系简单,我劝孟春玲先回老家休息,以后等两个年轻人需要她帮助了,再回来。80后在成长的过程中,没有体会过饿的感觉,还没有饿,饭已经摆在眼前了。他们对老人的付出不但没有感激,反而会有反胃的感觉,治疗"厌食"的最好方案就是让他们体会到挨饿的感觉。孟春玲接受了我的说法,回老家了。

"连自己的母亲都无法容忍,你歹毒呀!"

全彤给我打来电话,说她母亲走了之后,她觉得特别轻松,婆婆把生活安排得井然有序。我再一次嘱咐她,千万不要在婆婆面前说自己娘家妈的不好,每个人都会迁移,一个与自己母亲处理不好关系的人,能处理好与外人的关系吗?全彤说没有问题,她现在是家中的女王,婆婆和老公都听她的。

一切变化是由全彤小叔子引发的。趁着妈妈在北京,他带着丈母娘一家到北京来旅游,全彤开始以为给他们定周围的旅店不过花些钱而已,却不想他们要住在家里,因为这样才能彰显哥哥一家热情欢迎……全彤一想到家里将多出5个人,并且孩子才刚刚3个多月,如果大人身上带着细菌,让小宝生病了怎么办?她完全反对他们住家里。她与婆婆、老公的冷战就此开幕。

婆婆先是冷言冷语,说其实都是农村人,到了北京就把自己当城市人瞧不起农村人了;后来是不给全彤做饭了,说不知道自己做的饭是否合她的口味。最后直接通知仝彤自己想办法怎么带孩子,她要和小叔子一起回老家。仝彤特别委屈,老公和小叔子都是婆婆的亲儿子,为什么为了老二的"无理要求"就这样对待老大一家？老公夹在妻子和妈妈之间带有明显的倾向性,"你就是好战,现在没有你妈妈和你较劲了,就和我妈开战了？"婆婆更加明确,"你对生你养你的妈都那样歹毒,你能对婆婆好？"

"丽珊老师,欧阳要和我离婚！"我刚刚接听电话,仝彤在电话那边已经失声痛哭了。生孩子之前,欧阳总是哄仝彤,从没有和她大声说过话,前几天因为仝彤与婆婆意见不一致并要求他站在自己一边,欧阳就大声指责她:"你和你妈一样无理取闹,她是我亲妈,如果我和她作对,我还是人吗？仝彤,我告诉你,我不会像你爸一样窝囊,过得了就过,过不了就离婚……"

"丽珊老师,我现在特别恨我妈,如果我怀孕,她不来北京,没有让我老公和婆婆看到我和她的关系,就不会出现现在的局面。"

我明确告诉仝彤,她现在面临的尴尬不是她妈妈造成的,而是她太过自我造成的。

"您是说我当时对妈妈的态度成了他们母子指责我的口实？"

我给仝彤留的作业:现在你要全面审视你和妈妈之间的关系,有多少是她做得不好的？有多少是你对她要求过高,而她无力达到的？你是否有过和她充分地交流？你怎样站在同为女性的角度去体会妈妈这么多年陪伴一个白天无法独立生活,而夜晚则会性虐待的人？仝彤哭了。我知道她和妈妈之间的情感在慢慢地链接。仝彤有决心慢慢修复自己与老公、婆婆之间已经出现的裂痕。

【丽珊女性幸福心理学】

在《你可以嫁得更好》一书的第三章中,详细讲解了"丽珊夫妻—亲子互动模型"。该坐标的第二象限家庭是母亲强势、父亲软弱。这样家庭的女孩进退两难:女孩耳濡目染了妻子如何训斥老公,她习惯了男人在家庭中处于忍让、服从的状态,一切听从妻子的调遣,处于卑微的地位。

如果母亲能够很好地处理自己与女儿的关系,使女儿从内心认同母亲的话,在未来的婚姻中,女儿会模仿母亲,成为家庭的主导。如果这个女孩很幸运遇到同一象限的男生,就成就了一个新的母系家庭;如果遇到的是第四象限男强女弱模型家庭的男生,夫妻双方的 PK 大战就会拉开序幕,他们孩子的原生家庭则是父母都强势的家庭。

　　如果母亲的强势已经殃及到女儿身上,女儿则会挣扎,会站在父亲一边,为父亲抱屈,全盘否定母亲,与母亲争斗。这样的女孩在未来的两性交往中会比较尊重男性,但又因为对母亲的否定隔绝了与母亲的感情连接,表现出生命能量的低微。一旦遇到比她母亲温和、讲策略的婆婆,她就会全身心扑进去,厚婆婆薄母亲的选择使她忽略了自己的立场。一个"连自己的亲生母亲都难以接纳,你会真心对谁好呢?"成为婆婆不断思忖的问题,婆媳矛盾在不知不觉中产生,一旦爆发,她会感觉到彻头彻尾的孤立无援。

母亲使我成了永久的留守者

夫妻发生矛盾时要独立思考，两个人解决。不要扩大知情圈，更不要将娘家人带入矛盾之中。缺乏理性和节制的爱会将婚姻推向崩溃。

From：古小静（35 岁，公务员）

我是大学毕业。现在和父母、4 岁的儿子生活在一起，丈夫在日本工作，两个人已经分居四年，现在没有丈夫的任何消息。

在许多人的眼里我是孝顺的女儿，始终生活在父母的呵护之下，但我心中有许多的苦，有的时候看着双胞胎的姐姐幸福地生活，真是羡慕极了。我现在不怨任何人，只是后悔自己当初的不成熟。

我的母亲出生在一个没落的大家族，家里的长辈对晚辈的要求特别严格，晚辈所有的事都要由长辈来决定，所以我母亲从小就对我也要求得有些苛刻。我其实是不想听她的，但许多的事她说得都对，所以我也就不拗着了。

姐姐比我有主见，她总是按照自己的意志做事，母亲根本无法参与到她的生活中去，用母亲的话讲她放弃这个不听话的女儿了。她将全部的热情都投入给我，了解我们家的人都说母亲偏向我，小的时候我为此而感到很幸福，但现在想来不知是我的幸还是不幸。

母亲要求我要矜持、高傲。我真的很矜持,学生时代没有一个男同学愿意与我交往。大学毕业之后母亲通过关系给我介绍过一些男朋友,但不知是什么原因,总是没有成功,当时我的心灵很孤独,我也看出了母亲有些着急。正在这个时候子朗进入我的生活,他是一位大专的毕业生,但他的工作能力很强。他和我一样的高傲,他对人不卑不亢的劲儿使我觉得他很有男子汉味道。但母亲对他并不满意。

可能因为当时我姐姐早就结婚了,孩子已经快两岁了,母亲也不想再拦着我,所以她没有正面地阻止我与子朗的交往,只是她与子朗谈话总是居高临下。她很蔑视子朗的母亲曾是一个纱厂的包身工,她一见到子朗就谈起自己童年的幸福生活,谈她自己出身的高贵。

当时子朗在一个国有企业里工作,因为他肯于钻研,所以单位从日本进口了一套设备之后就派他去日本学习,他在那里交了一些朋友,并且每次回来都带回一些当时很时髦的家用电器,那个时候母亲对他的态度有些好转。当他学习期满,从日本回来又在工厂工作的时候,母亲的态度又开始冷漠了。此时姐姐一家人生活得越来越好,姐夫下海经商一帆风顺,母亲很不舒服,她曾跟我说希望我比姐姐生活得好。

子朗回来之后我们结婚了,但他不愿和我一起回到母亲这里来,而我对母亲有着很强的依赖。结婚两年后,子朗说他要去日本发展,我同意了,因为他在母亲眼里太没有地位了。或许他真的能发达了,他们之间的关系会好一些。后来他将我接了去。

现在回想起来,在日本的日子是我最幸福的,我生活得很真实,尽管那个时候我已经意识到母亲对子朗的态度已经对我们的婚姻构成了巨大的威胁,我们之间一些很简单的问题,在子朗的眼里都是我对他的瞧不起。我们争吵,我们甚至大打出手,但我们真实。后来我怀孕了,我不再工作,一下子自己的生活完全依靠他了,我开始敏感多疑起来。那阵子他工作很忙,每天很晚回来,没有时间和精力关注我,也可能是因为我身怀有孕,他不再主动与我温存,总是一个人睡,我怀疑他是不是在外面有女人。在日本,我没有朋友,没有人可以倾诉,于是在与母亲打电话的时候我将自己的想法说给了她,母亲的情绪马上就来了,她在电话里指责子朗,有的时候我都觉得说得有些过分,后来子朗就再也不接她的电话了。母亲在我临产前跑到日本来,声讨子朗,他们在日本仅见了一面。母亲没有了知识分子的涵养和风度,甚至有些泼,子朗并没有说什么过激的话,只是从那以后,在母亲回国之前他再也没有回家。

我就是在孤独和慌乱中生了孩子,子朗对我的态度已经很冷淡了,但他很喜欢他的儿子,为儿子起了很好听的日本名字。如果我不再说什么,可能现在我们一家三口还平静地生活在日本。生完孩子我觉得自己是个弱者,子朗的职务在升迁,有许多女子和他在一起,我总是很担心。后来我发觉他的秘书对他的感觉有些不一样,我就经常旁敲侧击,他态度非常不好。我又在电话里告诉了母亲,母亲告诉我带着孩子回国,我就真的回来了。子朗在我临行前很认真地跟我谈了一次,希望我珍惜我们的婚姻和儿子,但我还是回来了,从那以后子朗再没有跟我联系。

我不知是我选择错了,还是我对母亲的依赖太多,母亲全部参与到我的生活中。有的时候我抱着孩子,想着子朗在干什么,我想和他联系,但我不知怎么跟母亲说。母亲要求我坚持住了,必须子朗亲自回来赔礼,并且做下保证才能让他见孩子。

回来之后母亲通过关系给我找了一份不错的工作,我勤勤恳恳地干着,与其说我很敬业,不如说我不愿回家,因为只要我在家,母亲就会絮絮地诉说着子朗的不是,现在孩子对那个在日本的父亲都充满了仇恨。

我希望我们的关系有个说法,是和好还是离婚,但我找不到子朗了,他可能在日本有了新的生活。我独守在这里,为了自己和孩子已经有些心力交瘁。但在母亲面前我总是装成在她的关注下我很幸福的样子,我怕她说我离了男人不能活,没有出息。

我真心地跟处于感情波澜中的姐妹们说:在感情上千万要靠自己来解决,而不要将自己的问题托付给别人,不然就会无法控制局面了。

To:小静

你好!

你已经 35 岁了,却依然生活得那么被动,现在让我担心的已经不是你的生活,而是在这样的家庭气氛中,你的儿子会长成什么样子。

母亲从爱出发，但这种爱的终点到底是什么？是为孩子的幸福生活，还是为了自己能够永远控制孩子。表面上他们考虑问题是从孩子的角度出发，担心自己的孩子在婚姻中受了委屈，担负起孩子护卫者的职责。他们的爱使孩子处于十分为难的境地，成为孩子无法走出的梦魇，而母亲却熟视无睹地继续"爱"着孩子，这哪里还是爱呀！

小静，你的母亲有很强的控制欲，她将自己对感情和生活的理解强加于你的婚姻之中。你母亲对子朗的出身不满意，在他的面前摆出高高在上的架子，她在训斥子朗的时候寻找到了当年自己父辈在晚辈面前的感觉，与其说她是关心女儿不如说是在宣泄自己的情绪。她的做法将你婚姻中可以解决的问题升级为不可调和的矛盾，最终承受折磨的不仅是你，而且也扭曲你儿子的心理。

小静，你必须马上采取行动，全面收回生活的自主权。首先，搬离娘家，在空间上和母亲保持一定的距离，对生活中的事情进行独立判断；更重要的是避免儿子受你母亲对子朗情绪的影响，如果孩子内心充满了仇恨，未来他的仇恨也会推广到你和你母亲的身上，完全扭曲了孩子对人生的认识。其次，你要去趟日本，为自己找老公，也为儿子找父亲。

小静，子女孝敬父母是没有错的，但不能以放弃自己生活的主导权为代价。

小静，邮件的最后一段"我真心地跟处于感情波澜中的姐妹们说：在感情上千万要靠自己来解决，而不要将自己的问题托付给别人，不然就会无法控制局面了"，你说出了肺腑之言，我想会对其他女性有很强的警示作用。谢谢你！

祝福你能够找回属于自己的幸福！

【丽珊女性幸福心理学】

爱孩子，就给他自由的生活空间吧，无论是和风细雨还是暴雨雷霆。孩子永远是母亲生活的一部分，而不应是全部。母亲应该在自己的事业上寻找永恒的情感寄托，每个人都有权利选择自己的生活。

怀孕时，是否应该给老公一家"立规矩"

等孩子出生后，婆家就会将所有关注点转移到孩子身上，所以怀孕期间一定要尽力为自己争取权益。当自己置于传宗接代的生育机器时，还有尊重和爱可言吗？

From: 乖乖猫

我现在怀孕 5 个月了，每天都在孕妇论坛中交流，从中学习一些经验。前两天，我在论坛上说自己没有涂抹防止妊娠纹的油，担心用了这些东西会对孩子的健康生长不利。一位叫"绝对爱自己"的姐姐语重心长地教训我，千万别为了孩子而让自己落下一个花肚皮，一辈子都不能改变，为什么付出这么多呀？开始我觉得她说话太极端，为了自己的孩子做点牺牲为什么不可以呢？她告诉我，生孩子是为老公家传宗接代，女方应该找他们要补偿。她怀孕之后，老公给她十万元的红包，"小妹妹，长点儿心吧，女人把孩子生下来就贬值了"……她告诉我，趁着孩子还没有生出来，老公家还有求于自己，就抓紧给老公和婆家人立规矩，让他们改变一切不良嗜好，以我为中心；要明确自己带孩子的观点，让他们与自己保持高度统一，免得孩子出来，生闲气。我越听越觉得姐姐说得有道理，这些关键内容我妈妈都没有提醒我。她说现在老公一家把她当祖宗一样供着。我觉得她的状态的确挺令人羡慕,但让我这样做,我真是难以说出口,婆婆一家都挺尽心的,给我做好吃的,老公也尽量多地陪我,姐姐说这些都是最基本的,等孩子出来了,他们肯定都会把关注点转移到孩子身上,我对他们就没有价值了。丽珊老师,您说真的需要在怀孕时给婆家立规矩吗?

To:乖乖猫

正如你的网名,你的确是个乖乖的准妈妈,"绝对爱自己"的观点与你不同,你没有盲目跟风,而是写邮件向我征询意见,避免了错误的举动。

乖乖猫,请问你是在爱老公的前提下和他一起孕育孩子的吗?你愿意做母亲吗?如果是这样,为什么要找人家要红包呢?只有代孕妈妈才会想到找对方家要钱。如果夫妻之间全然抛开情感,一切都用钱来衡量,男人也可以找妻子要"精子"费呢。"绝对爱自己"的观念是将自己置于"生育工具"的地位,这绝不是爱自己,而是贬低自己,如果她的价值观和行为方式不改变,可能都等不到她把孩子生下来,婆家就已经对她深恶痛绝了。

利用怀孕来要挟婆家,婆家顾全大局,为了给孕妇营造一个比较好的心理环境,委曲求全,但这能是常态吗?如果逞一时之快给双方的感情蒙上阴影,你觉得值得吗?

乖乖猫,通过你的描述,我感觉"绝对爱自己"在现实生活中非常可能并不幸福,通过网络来给自己画饼充饥,非常可能是自说自话,谁信了她,谁就会自食苦果了。因为幸福的人会温和、悲悯,绝不会大肆叫嚣如何通过各种手段制服别人。

乖乖猫,怀孕期间和其他孕妇沟通心得、借鉴经验是件好事,保持自己处于平和向善的心理状态是首要前提,在选择聊天对象的过程中就要有辨别能力。辨别的原则很简单,凡是对家庭和谐有利的、对自己心态平静祥和有利的、对孩子成长有利的就可以交流,相反则要完全屏蔽,不要让自己陷入纠结和迷茫之中。

乖乖猫,要想让家人对孩子进行步调一致的教养,最好的办法是大家同时阅读同一本书,而不是谁一定强迫别人按照自己的意愿去做事。怀孕和生子对于一个家族都是很具有挑战的,毕竟因为孩子的降临,而使你们的接触和交流增多,相互的理解、包容和尊重是十分重要的。

【丽珊女性幸福心理学】

　　婆媳之间没有血缘关系,如果彼此之间有伤害就难以痊愈。所以"你敬我一尺,我敬你一丈"是原则。

我被刁蛮婆婆折磨得不知所措

谈恋爱时要多多与对方的母亲交流。男生透过未来的丈母娘来预测女友婚后的脾气和行为方式；女生读懂未来婆婆以便预测自己婚后与怎样的人搭档共事。

第一次见宋婕涵，透过刚刚生过孩子的虚胖，我依稀看到她的俏皮和清秀。

"丽珊老师，我今年 27 岁，儿子 8 个月，我觉得自己根本无法把孩子带大，不是让婆婆把我气出癌症死掉就是自杀，只要有婆婆在，我肯定活不长。每天看着儿子我就情不自禁地流泪，这孩子怎么这么命苦，注定是没有母亲的孩子……"

爱他，不畏惧"刁蛮婆婆"

听着宋婕涵的倾诉，我认真观察她的表情，判断她是否患上产后抑郁症。

"你婆婆怎么这么有杀伤力？"

"真的，我没有骗您，现在一想到她我就浑身不舒服。"

"你婆婆对你的态度是一贯如此还是生孩子之后呢？"我要了解婆媳矛盾产生的源头。

宋婕涵告诉我,她和老公刘勇都是河北省乐亭人,现在都在北京工作。经老家亲戚介绍认识的,刘勇名牌大学毕业,人长得也不错,在单位特别能干,很有前途。宋婕涵基本对他一见钟情。当他们恋爱的事情在老家传开后,一些亲戚和邻居都告诉宋婕涵母亲,千万不能让女儿嫁入老刘家,他母亲的刁蛮是远近闻名的。

"我母亲第一时间就来北京和我面谈,建议我和刘勇分开。我特别迷恋他,我学历不高,在北京无依无靠,何况北京的'白骨精'太多了,无论以什么为标准排队,都轮不上我找到刘勇这样的男朋友。我让母亲见了刘勇,她对刘勇也很满意。临回老家前,母亲嘱咐我,无论他多优秀,有个恐怖的母亲都要慎重考虑。

"我觉得我和他都在北京工作,而他父母都在河北省,基本没有朝夕相处的机会,偶尔见面彼此客气客气就对付过去了。

"直到生孩子,我和婆婆见面的次数都能数得过来。我能感觉到她的确不好惹,她老公和儿子都不敢冒犯她,她想喊谁一通就喊谁一通。当时我觉得很奇怪,公公是一个正处级领导,而婆婆基本不认字,但公公在她面前基本不说话。"

我成了刁蛮婆婆的手下败将

生孩子去婆家坐月子,我算彻底领教了婆婆的丑恶嘴脸,她整天没完没了地唠叨我,她自己几乎没有请一天假照顾我,全靠我母亲一个人,可她回家之后还总是挑毛病,说,"我们老刘家的孙子交给谁看都不放心呀,可我要不上班去又怎么能给我孙子赚钱呢?"有一次我实在忍不住了,就和她吵起来了,她歇斯底里地跑到楼道里喊:"儿媳妇仗着自己生了儿子有功,和婆婆打架,要骑在婆婆头上作威作福了。"我老公说:"妈,小婕没有别的意思,只是她母亲一个人照顾他们母子俩挺不容易的,您这么说不是明摆着挑人家母亲的毛病吗?"婆婆二话没说,直接冲进厨房拿起菜刀要自杀,"儿子娶了媳妇,开始骂母亲了……"刘勇求她不要胡搅蛮缠,婆婆闹得更厉害了,而整个过程,公公只是着急,但他根本不敢说话。刘勇也拿来一把刀要自杀……当时的景象把我吓死了,我不顾一切地给婆婆跪下,请她原谅我,饶了我们……一场闹剧才算结束。

婆婆到了单位,逢人便说:"我把儿媳妇修理了,儿媳妇给我下跪了……"一些好事的人都跑到我家慰问,和我父母打听是不是我在婆婆家受气了,"当时我们就告诉过你们,千万不能让女儿嫁进老刘家",我父母灰头土脸……

婕涵认为结婚是与老公朝夕相处,她崇拜老公,忽略了对婆婆的考虑,毕竟不和她生活在一起,这是婕涵的幼稚。婚姻绝不仅仅是两个人的事,而是两个家族的联姻,谁都无法独立于家庭之外而存在。

与婆婆吵架对婕涵的内心是种伤害,这件事的责任全部在宋婕涵的身上。婆婆的刁蛮是路人皆知的,无论是单位同事还是邻里谁都不敢惹她,她因为刁蛮而"获益",刁蛮已经成了她的行为模式了。她唠叨媳妇、说话不中听是在意料之中的事情,"你和她讲理岂不是拿鸡蛋撞石头?而对于婆婆来讲,儿媳妇竟然和她争吵,如果不把你的嚣张气焰打击下去那还了得?"

婆媳关系不睦造成夫妻关系疏远

"婕涵,你千万不要经常在老公面前说婆婆的坏话,不然你们的夫妻感情将面临着危机。"

"丽珊老师,您说如果我和婆婆关系不好一定会影响我和老公的关系,哪怕他之前很爱我?"宋婕涵急切地询问。

"你的亲身感觉呢?你认为现在和老公之间的关系和之前比有变化吗?"我知道宋婕涵抱有侥幸心理,她渴望自己和婆婆的关系不和睦不会影响夫妻感情。我的反问使她沮丧地将整个身体缩回沙发里。

"现在我和老公的关系已经不像原来了,昨天我母亲带孩子,让我们两个人出去过过二人世界,我们俩面对面无话可说,我们都觉得对方不了解自己,不关心自己。我们同时提出一个疑问:难道亲密无间的两个人就这样疏远下去了吗?"孩子四个月大时宋婕涵回到北京,但婆婆每个月都要过来看孙子,她来的前几天宋婕涵就开始紧张,"一听她说话,我就心跳加快,有时手会抖。我觉得老公应该体谅我,每当我和他说起怕他母亲,他就会安慰我,说他母亲就这样,都这么大年龄也不会改了,让我多多容忍。但我实在是无法忍,我真的不想再见到她。"

"婕涵,你认为老公不能彻底地站在你的立场上和他母亲作斗争;而你老公认为你不省事，婆婆对他有生育之恩，并且这种行为习惯已经几十年了，能因为儿子娶了媳妇就改变吗？久而久之，你们之间有太多的抱怨，这样下去肯定影响夫妻感情。"

受过伤的人更容易伤人

"丽珊老师，我公公私下跟我老公说过，小婕在你母亲面前挺难做的，你要多体谅她。既然我公公是个明白人，为什么他就不能管管自己的老婆呢？"

宋婕涵的婆婆肯定在感情上遭遇过危机，她曾经面临过老公在感情上的背叛。换个角度来说，公公在婆婆手里有短儿，这就是为什么他心里明白却不说话的原因。他一旦卷入这种争吵之中，婆婆肯定会将他当年背叛婚姻的丑事说出来，这样"家丑"就在儿媳妇这个外人面前败露了。

"丽珊老师，您怎么能掐会算呀？我公公就是有过外遇，我听老公的姑姑说过，当时婆婆寻死觅活的，但因为她平时不太维护人儿，婆家并不力挺她，她就丧心病狂地扬言要和婆家人死在一起……"

"她用自己的方式维护了她的婚姻，但难以收获幸福，所以她内心有很多的委屈。"宋婕涵若有所思地点点头。

"丽珊老师，我说公公这么能够容忍婆婆呢！其实公公现在外面还有相好的，他退休了，每天一早出门，晚上才回来，说是打麻将去了，但那次我无意中发现公公有 30 万元小金库……丽珊老师，您说我要不要提醒我老公一声呀？"

我告诉婕涵，千万不要窥探婆家的事情，尤其是这种事情，一旦说出来无异于发动一场战争。公公和婆婆之间达成了默契，谁也不管谁，每个人都在追求自己内心的平衡，而作为儿媳妇千万不要抖机灵，戳穿什么，那样的话让老公太没面子了。"你想想，他姑姑把这事情都讲给你，能不讲给你老公吗？但你老公跟你提起过吗？"

善解人意是最优秀的品质

"婕涵，你要对婆婆有个合理期待，不要希望她变成慈祥的老人，而是接纳她的现状，不激惹她更不能顶撞她，保持平等、平淡的关系即可。有委屈也不要太过渲染地跟老公说，因为他心里很清楚自己的母亲是怎样一个人，你说多了，他就觉得心烦了。"

做孩子的就算自己内心多么反感自己的父母,也坚决不能接受别人批评自己的父母。

婆婆每个月来一次看孙子说明她爱这个孩子,作为孩子的母亲应该欣慰。你与婆婆的交往要分步骤完成。

第一步,为了避免和她发生冲突,尽量少和她接触。比如她在客厅里带孩子,你就要到卧室收拾房间、到厨房做饭、到卫生间洗衣服,总之,你不和她在一起是因为你要忙家务,而不是偷懒,更不是有意避她。

第二步,找一些她喜欢的话题,当你内心不再惧怕她了,就敢于和她交流了。你一定要走脑子,想一想哪些话题是她喜欢的,哪些是她特别敏感或者坚决排斥的。

第三步,你要学会安慰你老公,比如你老公对他母亲的有些做法不满意,发牢骚的时候,你要尽量劝他,"孩子奶奶心好,只是不太会表达而已,咱作为小辈儿多体谅。"当你老公听到这话,比给他喝蜜还甜。你要用善解人意来赢得老公,赢得婆婆。

这个过程说起来容易,做起来挺难,因为你抱着善良的愿望,但婆婆不一定能够配合,每当这个时候,你要想想站在你面前的这个女人曾经受过巨大的情感伤害,这样你就不会再和她计较了。

宋婕涵和我的咨询持续了一段时间,孩子 1 岁半时,宋婕涵完全可以和孩子奶奶和谐相处了。

【丽珊女性幸福心理学】

婚姻绝不是两个人的事情,而是两个家族的联姻。掩耳盗铃般地回避了解对方家庭,只能是给自己未来的婚姻带来不可预知的麻烦。

婆婆无法补偿我曾缺失的母爱

母亲的孤僻、冷漠、苛责使女儿下定决心一定要按照自己内心勾画的母亲形象找寻婆婆。当她将所有的爱都奉献给滴水不漏、左右逢源的婆婆时,危机一步步向她逼近。

要想我回家,你们必须离婚

刘安安的女儿杜丽栎给父亲发了条短信就离家出走了,"我走了,要想让我回家,你必须和那个女人离婚。"母亲到底做了什么让女儿如此痛恨,以离家出走来胁迫父母就范?

刘安安流着眼泪,"丽珊老师,我有种预感,丽栎不会再回来了……"她一边寻求我的帮助,一边却已经对事态的发展有了清晰的预估。

"为什么你会有这样的感觉?"

"我从小把她拉扯大,原本以为很了解她,可现在我觉得彻底不了解她了。我真傻,把自己的精力全部贡献给了孩子,人家不但不感谢我,还在关键事情上反咬我一口。我太失败了,谁都不了解……"

"除了丽栎,你还不了解谁呀?谁还伤害你了?"

"孩子的奶奶……唉。"刘安安的身体猛烈地抽搐起来。我想孩子的行为可能与家庭的变故有关,那么他们家到底发生了什么足以让孩子为了胁迫父母离婚而离家出走?

刘安安从小就痛恨母亲的自私,她对老公不够关心、对孩子要求苛刻……性格内向、自卑的刘安安经人介绍认识了现在的老公,她有了心灵靠岸的感觉。老公性格温和、有主见、体贴人、有上进心;婆婆尽管是个农妇,但深谙人情世故,做事滴水不漏,在村民中有很好的口碑和影响力。结婚之后,她一心扑到婆家,为了照顾长年卧床的公公,她放弃了到市里居住,坚持和婆家同住,她曾多次和婆婆抱怨母亲给自己个性造成的损伤……每次婆婆都会将她揽在怀里,让她能够多多体谅母亲,过年过节,婆婆会准备好礼物,逼着刘安安回娘家看看,刘安安几乎每次都是一步一回头地去娘家,她真的不舍得离开婆婆一分一秒。从婆婆身上刘安安弥补了成长中缺失的母爱。

刘安安和婆婆在一起时总是互相挎着,几乎所有不了解内情的人都羡慕婆婆有个孝顺的"女儿"和懂事的"女婿"……公公的去世对刘安安来说真的是天塌下来了。婆婆没有兑现公公活着时对刘安安的承诺,将财产转给好吃懒做的小儿子,婆婆"语重心长"地教育刘安安,"你男人有能力,好男不吃分家饭……你弟弟没本事。"刘安安最不能接受的是婆婆对自己笑里藏刀,将所有手续办完才告诉她。她崩溃了……她和婆婆大吵起来,婆婆也撕破了脸,当着周围邻居的面"戳穿"刘安安孝敬他们的目的就是要独占家产,没有得逞就原形毕露了……刘安安真的不敢相信这就是她心目中比亲生母亲还亲多少倍的婆婆。她与婆婆争吵、撕扯、报警……整个过程女儿丽栎都亲眼目睹,她没有说一句话,只是冷冷地看着……

母亲对孩子的爱是世界上最无私的,她会更加偏袒弱势的孩子。刘安安主观上将婆媳关系推高到母女感情的高度,付出很多,却没有相应的回报,造成人际危机。问题出在刘安安身上,婆婆只是按照婆媳本分做事而已。婆媳关系永远都不是母女关系,人与人交往要恪守界限,在既定的轨道里运行才能保证不发生冲撞。

"丽栎对这件事是什么态度?"

"她只说过一次：你将自己认为好的东西强塞给别人，无论人家是否喜欢或需要。然后你要求人家对你感恩戴德，如果人家做不到，你就委屈得要死。你用苦肉计来满足自己掌控别人的目的。你比姥姥还可怕……"我对丽栎对成年人的不信任和给父亲发短信要求父母离婚的行为找到了感情基础。

这个世界只有相互利用

被父母找回来的丽栎呆坐着，满脸的桀骜不驯。

我先开口，"孩子，听说你希望父母离婚，如果他们真的离婚了，你会从中受益吗？"

"会的，我和父亲一起过，就可以永远不见她了。我恨她，她造成我陷入一个又一个的拧巴之中，我退一步她就进一步，已经把我逼到墙角了。如果我再不离开她，我会疯的。我们住在农村，那里的孩子整天玩耍，她却要带我到市中心上各种莫名其妙的课外班。市里孩子感兴趣的事情，我不懂，在他们眼中我是农村人；回到家，小朋友玩过的游戏我都不会，他们都有过快乐的童年时光而我没有，他们都排斥我。上初中，我打算告别孤立，和同学打成一片，她又把我送去上什么情商训练营，那里的老师忽悠我是人群中最优秀、最有领袖风范的，让我学会忍受孤独，回到学校，我更加独来独往，和老师辩论中国教育，老师对我阴阳怪气；指导同学应该如何挖掘自己的潜能，被同学取笑……我觉得自己不适合学校，进入社会就好了，于是离家出走，可结果却是一事无成……我没处躲，没处藏……而所有这些都是她造成的。"

眼泪从丽栎的眼眶中喷涌而出，"其实，我只是一个小女孩，一个需要母亲疼母亲爱的小女孩，而不是受操控的机器人……"经丽栎同意，我把她抱进怀里，她痛痛快快地大哭起来，将之前积蓄的负性情绪释放……

"她曾经和奶奶好得像一个人，为一点财产就和奶奶打架、动手，还去了警察局……她还和我诅咒奶奶，说奶奶是巫婆、是恶魔……告诉我今生今世都不要再见奶奶……我是奶奶抱大的，难道那也是假的？"

父母在日常生活中的一言一行都潜移默化地影响着成长中的孩子。刘安安对母亲的冷漠使孩子缺乏母女和谐相处的榜样。当刘安安和婆婆的关系出现

180 度大逆转之后，孩子迷茫了，她不知道成年人的人际交往到底遵循什么原则，由此引发她对成人群体的怀疑。刘安安断绝孩子与奶奶感情链接的想法使孩子彻底放弃了"变态"母亲。此时丽栎对母亲的态度与刘安安同出一辙。

对母亲的排斥使她先后遭遇婆婆倒戈、女儿嫌弃

这个心理咨询最大的难点是杜丽栎与母亲情感无法链接。刘安安在陪伴杜丽栎成长的过程中，说了很多对自己母亲的厌烦和怨恨，给杜丽栎传递了一个信息：女儿骂母亲、冷落母亲是正常的；后来母亲和奶奶的激烈冲突，再次强化了她的这种信念：晚辈不仅可以从感情层面冷落长辈，而且还可以和长辈大打出手。"她不孝顺老人，为什么让我孝顺她？"解决这个问题的第一步就是帮助刘安安与母亲的感情链接，给孩子树立一个榜样。

在刘安安的眼中，母亲以自我为中心，从不考虑他人的内心感受，刘安安觉得严重缺乏母爱，心中充满了怨恨。她已经近二十年没有喊过母亲，更没有身体上的接触。我给她留的家庭作业是站在母亲的角度重新审视她们的关系，回到娘家，给母亲一个拥抱，告诉母亲，自己是爱她的。

为了能够帮助女儿，刘安安尽力地完成我的作业，回娘家去了。当她敢于面对自己，面对自己对女儿的影响时，她平静了。

我进行了一次家庭辅导。刘安安忐忑地看着我，在我目光的鼓励下，她坦诚地说："孩子，我在你这个年龄，也期待父亲和母亲离婚，我觉得母亲是造成我、父亲不快乐的罪魁祸首……我已经意识到自己给你制造了很多的痛苦和纠结。我在成长中总是与周围人和环境抗争，造就了孤僻而好胜的性格，我固执地认为自己是对的，周围人素质低、对不起我。我全心全意地培养你，希望用你的成功来证明我的正确，当你没有获得成功时，我就很焦虑，想更多的方法塑造你、鞭策你，却忽略了你的感受，我万万没有想到给你添了这么多的乱……我现在知道自己错了，但如何改正还需要丽珊老师的辅导和你的反馈，我和你一起接受辅导好吗？"

我观察着丽栎，她的表情由不屑一顾变得充满了温暖……刘安安以自己为例，分享自己与母亲、婆婆、女儿如何建立亲密关系的心路历程。她告诉女儿，姥姥没有错，她只是生活得不幸福才忽略了女儿的内心感受，而她对母亲的反叛、

希望父母离婚又伤了母亲的心,于是她与母亲陷入了负性的互动之中。奶奶没有错,是她内心缺乏母爱才将婆婆当成妈,当婆婆要平衡几个儿女时,她觉得自己受伤了。其实她原本就是"之一",而不可能是婆婆心目中的"唯一"。

随着心理咨询的深入和各方人际关系的调整,刘安安的情绪状态越来越积极、健康了。她的变化为女儿的成长树立了榜样,丽栎逐渐改变自己的错误观念,接受周围的环境,接受自己的学习,也接受了母亲。

【丽珊女性幸福心理学】

一个人如果处理不好与原生家庭的关系,就会面临许多现实问题,并将这些问题放大、泛化到周围人的人生之中。表面上是杜丽栎厌学出现情绪问题,而造成这些问题的则是她的母亲刘安安,她不认同自己的原生家庭,造成她在亲密关系中始终处于混乱状态……她在不知不觉中将这种状态影响给女儿,搅乱了孩子的生活。这是一个典型的因为自己的原生家庭链接不好而殃及到下一代的例子。

孩子没有"冲喜"成功,婆婆迁怒于我

如果生孩子被赋予了太多的内涵,承担过多的家庭责任,本身就太过沉重了。

From: 胡佳佳

我现在怀孕6个月,每天惶惶不可终日。我的老公算是青年才俊,北大本科毕业后去了英国伦敦政治经济学院,研究生毕业以后就进了一家跨国公司,今年30岁已经是总裁助理了。他为人纯正,十分孝顺,他的父母恩爱,他父亲把妻子当宝贝一样宠,我喜欢他们家的气氛。我一直认为他是老天送给我的礼物。

现在困扰的问题恰恰是他的孝敬、他的家庭。我婆婆在电影厂做技术工作,在单位也算是技术能手,但在生活上她是属于依赖型的,没有独立生活的能力,我公公无微不至地关心她、照顾她、包容她,在公公的眼中婆婆就是一个长不大的小女孩……一年前,我公公被查出癌症,婆婆天天哭。公公乐观地安慰她,手把手教她做饭、做家务,他要婆婆学会照顾自己,未来他走了,婆婆也能够好好地活着……我婆婆当时就像溺水的人,到处打听偏方,听一位风水师傅说儿子结婚、添丁进口就能冲喜。为此,我和老公几乎没有什么准备就结婚了,婆婆天天告诉我,如果怀孕了,公公就会躲过此劫。开始时,我也是如临大敌,恨不得马上怀孕,但她说多了,我就觉得特别难受,好像我对于他们家来讲只是一个传宗接代的生育机器而已。就在前三个月,我公公去世了。

我婆婆说她的幸福也被带走了。她从来没有笑过,总是唉声叹气,"大师说了儿子结婚可以冲喜的,怎么人还是死了呢?是不是媳妇选错了?"我老公意识到婆婆说这种话会伤害我们婆媳感情,开玩笑说婆婆唯物主义了一辈子,到老了,晚节不保。就为儿子的一句玩笑,婆婆竟然吃了很多安眠药,如果不是我发现及时,真的出大事了。之后她又自杀过几次,都被救过来。但万一哪次没有发现,我是不是就要背负着"害人精"的恶名?

两个月前,我老公被派到香港工作,我担心婆婆身边没人会出事,就强烈要求带着婆婆一起去香港,婆婆说那里没有同事、朋友,不想去。现在想起来,都赖我当时多事,她不去就不去呗,我还是坚持。到了香港,她总是现身说法,告诫我要多疼老公,不然等没了,就会痛苦,比她要惨多了。她现在老公没有了,但还有这么孝顺的、事业有成的儿子,而我呢?我觉得她就像巫婆一样在诅咒我。我不爱听了,但也没有表现出来,只是回避和她单独说话。

可能是她看不惯我,也可能在香港没有可以说话的人,她就一定要回到北京。我老公不放心,让我跟她一起回来,我没有拒绝老公。婆婆就让我陪着她去找老同事,她就像老祖宗一样,把我当成丫鬟,让我搀扶着她,当着人家的面指使我,说话也拿腔拿调的,和人家说公公当初怎么疼爱她,说这些时语气嗲嗲的,我听着都浑身起鸡皮疙瘩,我能感觉到她的同事开始当笑话听,后来就不耐烦了。婆婆说我老公多有出息,炫耀他已经是亚太区总裁,省略了"助理"。看着人家羡慕的样子,婆婆特别开心,就当着我的面说:"她为什么挺着大肚子还不离身地伺候我?我儿子说了,如果她对我不好,就休了她。她能找到我儿子这样好的老公肯定是祖坟冒青烟了……"丽珊老师,您能想象到我的屈辱感吗?我承认我对老公很满意,但也不至于贱成这样呀,我只是担心婆婆会自杀而已。婆婆的那些同事们都和婆婆说她们的子女不是工作不好就是感情不顺利,她们根本没有关注过老伴,她们说婆婆身在福中不知福,看不见自己拥有的,偏偏找自己没有的。为了得到她们的理解,婆婆一遍一遍地讲公公生前对她有多么好,她多么的依赖他,她不会做饭,不会料理家务……我能感觉到那些老同事都很不耐烦,后来婆婆再想去找人家,人家都推说为了生存而奔忙,没有时间和老祖宗见面了。

那天，我听到婆婆在房间里自言自语："老公活着时把我当成宝，周围人也都捧着我；老公走了，周围人对我也都冷淡了……"她不会精神有毛病吧？我老公让我带她去心理科看看，是不是得老年抑郁症了？婆婆怒了，"我没有抑郁症，如果当初儿子选对了媳妇，给我们家冲了喜，我老伴就不会死了……"

丽珊老师，我现在觉得自己都快抑郁了，人家孕妇在家像功臣一样被宠着，我却成了小丫鬟，终日面对精神不太正常的婆婆。我已经一个月没有见到老公了，我挺想回香港的，又担心老公认为我对婆婆没有耐心，我应该怎么办呢？

To：胡佳佳

我理解你现在的内心感受。你说老公是上天赐予你的礼物，就能感受到你对老公是很满意的，所以很多事情都替他着想，愿意为他多做一些事情。这种心情是好的，但不要超越了儿媳妇本应恪守的界限。

首先，如果你嫁入婆家的职责就是完成添丁进口的责任，那么这种想法是你们的婚姻难以承受之重，当初你应该就这种问题进行讨论，考虑你们之间的感情是否到了结婚的程度。因为你当初过度"卷入"了，不仅认同了自己的"冲喜"职责，而且还努力怀孕，这对于你来讲成为沉重的负担，而对于婆婆来讲则成为公公活下去的希望。但这种不科学的做法肯定无法延长公公的生命，所以当公公去世，婆婆觉得是你的"功力"不够，迁怒于你是正常的。

其次，你身怀有孕，应该和老公在一起迎接小生命的到来，为了让老公踏实，你又和婆婆一起回到北京，你的行为的确超出了正常人的思维。你婆婆在同事面前敢于放出"狂言"也是情理之中的，因为是你的行为误导了婆婆。

通过你的描述，我觉得你婆婆的确心理问题了。对老公过度依赖使她缺乏起码的生活自理能力，从老公身患癌症时还要手把手地教她做家务，培养和锻炼她生活自理能力的行为本身就能够感受到她与老公的相处模式使她处于寄生的状态。她对老公的即将离去充满了恐惧，才病急乱投医，想出"冲喜"的法子，将拯救老公的使命寄托到你的身上。老公去世后对你有抱怨在她的逻辑框架中也属正常。在她的眼中，你有老公、有肚子里的孩子，而她却什么都没有，所以通过"教化"你来宣泄一下内心的愤懑也可以理解。

你现在的精神状态对于肚子里的孩子成长是非常不利的，你的焦虑、委屈都会传递给孩子,成为他潜意识的底色,孕妇最需要的是明快的生活色彩。

关于你婆婆,你们越是百般呵护着她,她越觉得自己值得同情,是世界上最可怜的人。其实每个人都具有照顾好自己生活的能力,不用过于强化她的无能、无助。她完全可以根据自己的内心感受选择她适合的生活方式。

我也想通过这个平台和佳佳的婆婆说两句,您与老同事之间的交流给对方造成了心理的压力,在他们的眼中您的儿子事业成功,婚姻幸福,在您眼中最不值得一提的对他们却是可望而不可即的,他们会觉得您不懂得知足。您又说老公生前有多么的疼爱您,您讲述这些是为了表达失去之后的痛苦,对于已经习惯平淡夫妻生活的人会不舒服,他们不理解您是真的倾诉痛苦还是炫耀自己多么被老公宠爱!他们当然没有兴趣继续和您交流了。丽珊建议您要学习换位思考,站在对方的角度考虑问题,过于以自我为中心的人的确会被周围人孤立的。失去亲人是人的压力事件中得分最高的一项,目前生活状态的改变,出现抑郁也是正常的,您需要接受系统的心理咨询,全面改变不合理的理念。同时您每天要坚持到户外运动,要晒太阳,给自己输送正能量。

为了您的孙子身心健康,给儿媳妇一个宽松的心理环境,让她高高兴兴地与老公一起迎接孩子的到来吧!

【丽珊女性幸福心理学】

孕妇的心理状态直接影响着胎儿潜意识的形成,明快而轻松的心理环境对于孕妇来讲是十分重要的,不要让孕妇承担太多的家庭精神负担。

娘家一摊子烂事，我哪有空生孩子

已婚子女与父母的相处原则是"帮忙不添乱"，孝顺的第一步是"顺"，顺和老人的心愿，让他们拥有生活的选择权和支配权。

齐慧达给教育心理机构接线老师留下了深刻的印象，她说话火急火燎的，说必须马上见到丽珊老师，但接线老师提出一个约谈时间她就说不行，她得去娘家值班；再说一个时间她又说和装修队定好了，一起买建材；再说一个时间她说要代表母亲出庭……她的时间表太炫目了，接线老师无奈了，让她说她什么时间方便，看丽珊老师是否可以配合。这句话提醒了她，她马上意识到是她需要丽珊老师的帮助。"哦，对不起，您看只要丽珊老师方便就行，我来调整。"

高度卷入娘家，让她焦虑不堪

第一次见到齐慧达，她的焦急就一览无余。"丽珊老师，我竟然怀孕了，急死我了、气死我了。我和老公吵好几次了，问他为什么不小心点，难道他不知道我现在没空怀孕吗？老公的脾气好，说只麻烦我怀一下，等生出来就完全由他来带，我依然可以投身到娘家的各种事务之中。可我还是打算去做流产，等娘家的事情都办完了，我再踏踏实实地生孩子。"

我看了一眼她的登记表，齐慧达马上意识到我是看她的年龄。"我今年34岁，等我处理停当了，也不太晚。"

"你需要处理什么事情呢？"

齐慧达在家最小，她说姐姐很窝囊、哥哥混不吝。父母年龄大了，都有慢性病，前一段时间母亲去单位参加离休老干部活动，把腿摔骨折了，现在躺在家里，齐慧达要跟单位索要赔偿，但双方没有谈拢，齐慧达已经将他们告到法庭。父亲住院。她给三个人排班，哥哥推说前妻的老大今年小升初考试，老二才刚三岁，第二任妻子娇滴滴，根本无法承担家务，他忙前忙后无法值班。齐慧达最恨哥哥的自私，第二任妻子是"小三"上位，怀了孩子要挟他。为了能够顺利离婚，他将父母给他成家的政府家属院的大房子给了前妻，自己净身出户。然后又找父母要房，父母将所有的积蓄又给他买了房，父母的住房楼层高，上下楼不方便，齐慧达让他们自我改善，但他们还是将钱都花在儿子身上。齐慧达气不过，和哥哥打架，哥哥掏了十万元只够买房的零头，齐慧达将自己的积蓄用上给父母买了房子。这个房子装修用了四年时间，齐慧达主张装修得好些，但父母担心齐慧达花太多钱就找路边的水猫儿，把房子弄得乱七八糟，齐慧达气得把他们轰走了，之后的装修队来了，谁也不愿在原有基础上修修改改。这四年齐慧达接触的装修队不下 50 家。最近她终于说服了父母，彻底拆了，重新装。齐慧达为娘家忙这些事情都不算，还要承担与哥哥姐姐一样的值班。哥哥现在又提出不能来。她和哥哥打得不可开交，姐姐充当老好人，说她帮哥哥值班，说凡是齐慧达不能值的班都给她。这是什么意思呀？姐姐就是一个没有原则的人，她在哪都是隐忍，结果呢？老公和人家跑了，孩子从小体质就弱，学习也是一塌糊涂，齐慧达能忍心给她多排班吗？那不就是累齐慧达一个人吗？齐慧达气得说："我为了娘家，32 岁才结婚，现在还没有生孩子，难道他们就不能多尽些力吗？"哥哥竟然说："如果没有你，父母家没有这么多的事，都是你闲得难受捣鼓出来的事。"他让齐慧达从今以后好好和老公过日子，抓紧生孩子，免得以后他们还要担负齐慧达没有生孩子的罪责。

齐慧达对娘家的事情卷入度太高了，尽管她付出了很多，却给人压迫感。一是参与父母的经济生活，父母给任何一个孩子在经济上支持，无论是否影响他们的生活质量,只要他们愿意,其他的子女没有权利干预;父母想做简易的装修是他们的选择,齐慧达非得要选择好的装修队,为了一个装修消耗近四年的时光,成本过于昂贵了。二是对生活缺乏包容性,这表现在将单位告上法庭,是不是过于放大问题了? 自家老人因为参加活动摔倒受伤,哪个子女都会生气、着急,但是不是一定要闹到法庭上去。还有她对哥哥的不包容。婚姻就像鞋子,只有穿在自己脚上才知道是否合脚,作为旁人只给予道德层面上的评判很难公允。如果齐慧达一味地排斥新嫂子,让哥哥两面为难,他只能选择维护自己的小家,而放弃对原生家庭的责任和义务。

"齐慧达,你这么投入到娘家,还有精力照顾自己的小家吗？"

"没有。为了娘家,我丢了之前的工作,我大学毕业就遇到很好的工作机会,我的第一份工作已经做到财务总监了,因为装修房子,我总要上着班往外跑,耽误了工作,不得不辞职,之后我再也没有找到那么理想的工作。我为娘家付出得太多了,我希望他们看到我的付出,理解我的苦心,多听听我的安排,顺溜点。但这四个人都有自己的想法,总是无法统一到我这里来。"齐慧达很痛苦地说。

每个家庭都是一个系统,每个系统都有其自身的规则。齐慧达是父母的女儿,是姐姐和哥哥的妹妹,但她却越位为他们的妈妈。她像"老鹰抓小鸡"中的老母鸡一样,用自己的身躯替他们遮蔽危险,却从来没有问人家是否需要。

怀孕让她开始审视夫妻关系

"你老公对你如此照顾娘家是什么态度？"

齐慧达告诉我,她老公可是个好人,比她大三岁,因为曾经是好朋友,经历过一次短暂的婚姻,所以对这次婚姻特别珍惜。他心里清楚齐慧达的出发点是为大家好,所以基本是认同齐慧达的。只是这次齐慧达要做流产,他明显不高兴了,并且告诉齐慧达,他父母已经和他说过好几次,觉得齐慧达不像过日子人,如果始终不能稳定下来,是不是重新考虑一下他们的婚姻。

"齐慧达,如果不是好朋友,没有过长期的交流,我觉得男方真的难以理解你的做法。姑且把你看作是好女儿,但我觉得你绝不是好妻子。"

齐慧达同意我的说法,她经常每天忙到深夜才回家,有时老公已经睡了,她要把老公叫醒,跟他宣讲令她气愤的事情,老公都耐心地听,还不时地劝慰她。

"他找你这个媳妇有什么用呢?你不能陪他、不能照顾他、不给他生孩子。在生活上,他和单身没有区别,还要担当你的'心理咨询师'。"齐慧达扑哧笑了。"我们俩的性生活都很少,每天从娘家回到家我都气得不行,累散架了,根本没有心思和他温存。这次怀孕是他们单位组织旅游,他软磨硬泡带我去了,一枪命中!"

我给齐慧达留的家庭作业就是"如果没有了婚姻,你会怎么样?"

第二次见面时,齐慧达的状态平和了许多。"丽珊老师,我现在之所以没有太在意婚姻,是因为我心里踏实,无论我怎么做,老公都能包容我。但如果没有了婚姻,我会完全失重。"

"既然婚姻对你这么重要,你为婚姻做了些什么呢?"齐慧达说,她决定要生下这个孩子。我告诉她,不仅是要生孩子,而且要将自己的心留在家里。

"那我娘家怎么办?"我告诉她,她的过度投入不但没有分担父母的焦虑,而且还加重了他们的心理负担。作为自己与父母的相处要做到"帮忙不添乱"。比如父母给儿子买房子,他们完全出于对儿子的爱,其他子女在旁边的批评使他们纠结,不给儿子吧,心疼儿子;给儿子吧,怕得罪了女儿。比如父母装修,他们根据实际财力选择了装修队,女儿的强势介入使他们为难,他们心里当然清楚女儿是好心,但这种好心使他们四年没有改善居住条件。比如母亲受伤,她是不是希望和单位对簿公堂?年龄大的人都认为多一事不如少一事。他们心里清楚你的好意,所以不敢阻止。

"我说呢,每次我替他们拔闯时,他们那么为难。"

我建议齐慧达将自己退回到"女儿"和"妹妹"的地位,对外事务按照父母的想法来处理,对内事务听大姐的调遣,回到家做"媳妇"和"准妈妈"的角色。

齐慧达的咨询持续了一段时间,她的紧张情绪放松了,脸上有了笑容。齐慧达的老公对我真诚地说:"丽珊老师,您保住了我的孩子,也保住了我们这个家。我妈妈已经越来越不喜欢齐慧达了,听说她怀孕了,并且好好保胎了,我妈的态度也变得温和了许多。"

【丽珊女性幸福心理学】

聪明的女人要给自己一个明确的定位,要恪尽职守。每一次越位都会搅乱系统的秩序。

心灵作业：发现你内在的"痛点"

【步骤一】为自己预备舒服安全的环境

　　请布置一个温暖舒服、无人打扰的空间，让你的身体得以舒展放松，并且不会受伤。

　　当你布置好这些，带着珍贵的自己，选个舒服的姿势坐着，别睡着喔！这可是发现你"痛点"难能可贵的机会。

【步骤二】给自己一个承诺，告诉自己愿意接受自己的"痛点"

　　也许你很少注意"痛点"的存在，别担心，"痛点"只是你内在宝贵的丰富情感，允许自己去探索触碰。

【步骤三】发现"痛点"

　　你认真地回顾，自己在什么情况下会表现出情绪失常，比如平时你是很温和的人，但在某种情况下，情绪会非常激烈，想起来了吗？请把事件和当时的情绪记录下来。

【步骤四】回忆过往

　　回忆之前是不是有过同样的经历？

【步骤五】抚慰情绪

　　给你的"痛点"写信。将那个事件给你造成的现实困难写出来，列举事件消极的影响和积极的意义。

　　祝贺你，你发现了自己的一个痛点，并有效处理了。未来的日子里，你可以不断地重复这个过程，让一个个痛点浮出水面，并且得到彻底清理！

第三章　关注你身边的人

　　许多成功女性都是从生子之后崛起的！因为怀孕使她们真切地体会到自己身体的潜能无限；因为生子使她们深刻地感受到生命的责任和担承；因为育子使她们领悟到自我成长的意义非凡；因为爱子使她们胸怀宽广，内心宁静，意志坚强。怀孕对于女性来讲具有划时代的意义，强大的母爱之光照耀到你生活中相关的每一位，让他们与你一起替宝宝撑起一片艳阳天！

妻子怀孕了,老公四处留性

妻子怀孕后,娘家总是给女婿提出这样那样的要求会加大他的内在压力,此时是婚外情或婚外性的高发阶段。

From:光荣与梦想 (男,29 岁,大学老师)

我 23 岁大学毕业留校做行政,26 岁就晋升为副处级,一边上着在职研究生一边度着蜜月,真的是春风得意⋯⋯但谁能感受到在这些表面风光背后的苦涩呢?火箭式提升的经历使我过早地"成熟",每天戴着不同的面具上班,对上级要像孙子一样地唯唯诺诺,因为年龄小没有权威感,不被下属重视,只能学一套镇住人的权术。在单位里我没有真的自我,不可能像同龄人那样想说什么就说什么,"注意影响"像一把利剑悬挂在头上,我不能结交真正的朋友,内心有着无法走出的孤独。我刚进入大学就被我们院长相中了,介绍给他女儿小雅,如果没有她父亲的关系,我可能也会和她恋爱,但就因为有这层关系,我特别别扭,和她在一起说深了不是,说浅了不是;亲密了不行,疏远了也不行。毕业之后我们就结婚了,每天在一起没有任何的新意,小雅就像我妈,每天像嘱咐我吃饭一样嘱咐我要好好干,让她父亲能有充分的理由推荐我。从新婚之初,我和她就没激情,性生活如同嚼蜡。我每天晚上在办公室上网聊天,等她睡下了再回家。

　　我最害怕的就是没完没了的应酬,替领导挡酒,照顾大家都喝好,谁都认为我天生就是这块材料,游刃有余的样子,其实每天回到家我再也高兴不起来,不想说话,还开始学着吸烟,经常一个人躲在书房里疯狂地吸烟,好像是和谁斗气一样。小雅不理解我内心的寂寞,误认为是我事业得意而冷落了她,充满了抱怨。我开始跟她解释自己并不喜欢现在的工作状态,谁知道她就告诉了她父亲,然后老爷子就把我叫去训一通,慢慢地我再也不愿和她说了。

　　自从妻子怀孕之后,她就更没情调了,整天婆婆妈妈地跟我撒娇,总是说自己太辛苦了,我不够关心她,不爱她。她还坚决不过性生活,为此她母亲还嘱咐我不要太自私了,为了她们母子的健康,要多多克制自己,不要性生活……他们家什么事都要高高在上地指手画脚。好呀,我不但不过性生活,我连家都不回。

　　这段日子,上网聊天成了我唯一的精神寄托,在网上我可以扮演斯文的知识分子,也可以做本性的"色狼"。我和一位外地的公务员有过比较深刻的网恋,我们每天都要相约在网上见面,谈情说爱好像是我们每天必修的功课,但就是那样我还是保持冷静,没有告诉她我真实的工作,也没有太多过问她的情况。后来利用出差的机会我们见了面,她给我的感觉特别好,我们一起在山水间奔跑,我第一次年轻了,在一起住的几天里我忘记了现实中的各种烦扰……说来太巧了,后来在一个全国高校会议上,她也参会,现在回想起来自己当时太卑鄙了,她和我打招呼的时候,我竟然很坦然很客气地说:"你好!你是哪里的代表?我们认识吗?"我看到她惊讶而痛苦的眼睛,但为了保全自己,只有这样了。她是很纯洁的人,她不理解我为什么这样,疯狂地给我发短信,我没有回复……大家都知道在仕途上跑的人如果有绯闻是很麻烦的,太不值得了,不过是男女之间的事情而已。通过这件事情,我知道自己已经是冷酷到底了,百毒不侵了。

　　我频繁地在网上认识一些外地的网友,将对方的情况最大程度地了解,确认绝对没有交集,就利用一切机会见面,有感觉的就会有一夜性,然后就再也不联系了……

　　小雅马上就临产了,我心情特别复杂,按理说我应该高兴,马上就能和自己的孩子见面了,但我真的高兴不起来,有了孩子就意味着有了责任,对待婚姻就更要严肃。可我对妻子没有兴趣,对他们家厌恶极了。我打算辞职,摆脱她父亲,然后考虑我们的婚姻是不是继续下去。

To：光荣与梦想

你能将自己内心真实的感受说出来足以证明你下了很大的决心，你太需要寻求支持，让自己从各种纠结中走出来。

首先，我们交流一下你和妻子之间的关系。小雅父亲是你们院长，你一进大学就被他相中，说明你的确是一位很能赢得成年人认可的大学生。现在你扪心自问，你当初真的对小雅没有一点点感情，只是迫于她父亲的权势吗？请你回答我以下几个问题：你对妻子的要求有哪些？你最看重的是什么？小雅具备什么？欠缺什么？她所欠缺的是不是别的女孩就一定具备？你现在翅膀硬了，所以开始追求所谓的"尊严"了，这非常有可能放大你与小雅之间的不和谐。

其次，女性怀孕之后情绪会有很大的变化，她们因为缺乏足够的安全感而通过各种行为来吸引老公的关注，比如撒娇呀、不可理喻呀，让老公充分认识到两个人生儿育女，而所有的辛苦都由妻子一个人承担。此时老公不要较真，只要给她关爱就是了。

第三，怀孕期间是否可以有性生活？妇产科医生指出，对于大多数身体健康状况良好的准妈妈、准爸爸而言，怀孕时的性生活，基本可以一直持续到临产前。不过，基于对准妈妈与胎儿的健康考虑，如果有以下几个方面就不宜进行性生活：一是如果夫妻双方有一方有性病，在治愈之前，最好不要过性生活，避免病菌通过性交进入子宫传染给胎儿；二是如果孕妇在性行为当时或之后，发生阴道流血现象，要找医生检查是否有流产迹象；三是如果医生发现孕妇有早产的可能，避免性高潮刺激子宫的收缩；四是如果B超发现胎盘有无法与子宫紧密连接的现象，最好避免性生活；五是如果孕妇有过流产的经历，在怀孕前几个月尽量避免性高潮；六是如果在怀孕晚期被医生视为高危孕妇，最好避免；七是如果孕妇的羊膜有破裂现象，为防止细菌进入子宫，最好避免。我们总结下来，避免性生活的两大顾虑一是性高潮会造成宫缩；二是避免阴茎插入子宫感染细菌。只要夫妻双方能相互体谅，在保证胎儿安全的前提下，是可以有性生活的。

光荣与梦想，无论你是继续在大学发展还是辞职，只要你希望自己能够成就事业就应该注意洁身自好，避免因为与网友的一夜情而断送了自己的前程。

初为人父内心充满恐慌是很正常的事情，但要以积极的、正向的方式来化解自己的恐慌,转变成为更加勇于奋斗的力量。

【丽珊女性幸福心理学】

　　面对生儿育女,准妈妈会得到各方的关注和爱护,而准爸爸不但被忽略,反而会有更多的责任、要求降临到他的肩上。其实准爸爸比准妈妈更紧张:他担心自己的"种"是否优良、他被妻子忽略、他要担负起整个家庭……如果准妈妈此时过于沉浸在自己的主观世界而忽略了老公,则非常有可能造成老公的婚外情或婚外性。

老公说有外遇是为了证明我的预言是准的

皮格马利翁是古希腊神话中的塞浦路斯国王。他在雕塑一座少女的雕像时竟钟情于这位少女,他的痴心感动了爱神,给雕像以生命,他们两个人结为夫妇。由此得出结论,在夫妻双方互动中积极关注意义重大。

From:苦荞麦

我很爱自己的老公,可以为他做一切,我不图别的回报,只要他对我忠诚。我相信心灵感应,只要他的心稍有点风吹草动,我就能感受到。为了捍卫我们的婚姻,我总是要提醒他注意自己的言行。他高兴时就会和我解释几句,但更多的是不说话,我说多了,他会冲我吼:"烦不烦?"自打怀孕以来,我明显感觉到他心不在焉,前些天,我终于抓住了他的把柄,为了挽救他,我什么都做了……他说:"我是帮你证明自己的预感是正确的。你开始怀疑我时,我真的没有留意过外面的女人,毕竟你对我的关心不是所有女人都能给我的,但你的多疑使我无法忍受,如果不弄出点事来,真的对不起你。"这是什么话呀?男人真够无赖无耻的。丽珊老师,您说现在我应该怎么办?

To:苦荞麦

我能理解你此时的心情,一直严防死守,却还是让老公有了外遇。请你先做个小小的游戏吧,用双手捧起一拢沙子,然后把这拢沙紧紧地攥住,你发现什么了?你手攥得越紧,沙子从指缝间滑落得越快。这个游戏说明什么?对男人约束太多,他就会想逃跑。

婚姻是需要学习的。两性间无论是思维方式、行为特点还是对两性关系的看法有太多的不同了,通过学习来解读对方,用他/她渴望的方式给予关怀和照料。

20世纪末,我参加一个长线心理高端培训,班上有一位事业成功的男学员,他像大哥哥一样慷慨、接纳、包容、善待周围每个人,他英俊潇洒,是班里许多女生愿意接近的人,聊天中他总是不经意间温情地提起他的太太。来自深圳的同宿舍的女生和我感慨,"怎么好的男人都结婚了呢?"这位先生很有分寸地与女生交流。后来,我去深圳出差,通知同宿舍女生,她又将我去深圳的消息告诉了那位先生。他们三个人去机场接我,他太太的优雅美丽让我眼前一亮,她的适度妥帖使我知道了在老公心中的她的分量。随着交流的深入,我们谈到了婚姻,我问她如何把握婚姻?她告诉我,她也曾经焦虑过,当时老公向她推荐了婚姻保鲜的培训班……她看待自己、看待老公和把握双方关系的视角发生了根本的改变。她知道如何将自己打造成既给老公充分自由,又让老公从内心无法割舍的妻子,她知道了在何时以何种方式给予老公最喜欢的关怀……她说老公是风筝,每个妻子都希望自己的老公能够飞高飞远,但真的飞高了,又不免内心充满了恐惧,其实妻子只要将线握在自己的手中,不断地将线织得更长才能使老公既能飞高,又不会迷失方向。

那位先生的太太道出了和谐婚姻的真谛,婚姻中的两个人是完全独立的个体的组合,而不是一种你中有我、我中有你的完全嵌入式关系。将风筝线拉断的太太往往是心理卷入程度太高了。在婚姻中心理卷入程度过高的人,很容易受到配偶情绪和举动的影响,总是把自己与配偶联系在一起,导致情绪波动大,行为控制不适当,进而出现心理症状或夫妻沟通障碍。究其原因,一方面是由于个体心理独立性发展不完善,不能很好地把自己与外界区分开来;另一方面则是由于缺乏必需的社会知觉和人际交往技能,不会恰当地判断一件事与自己的关联程度以及自己的行为可能给对方造成的影响。这种能力是可以通过系统的学习得到提升和改善的。

苦荞麦，很多女人在怀孕期间都会缺乏安全感，情绪处于波动之中，会做出过激的事情，所以我建议你最好接受系统的心理支持，当你的心绪平稳了，再进一步接受婚姻治疗，帮助你和老公认清自己，认清怀孕期间男女双方的心理感受，学会如何面对生理上、精神上的变化，千万不要再做出过激的行为来。

【丽珊女性幸福心理学】

皮格马利翁是古希腊神话中的塞浦路斯国王。他在雕塑一座少女的雕像时竟钟情于这位少女，他的痴心感动了爱神，给雕像以生命，他们两个人结为夫妇。心理学家借用这个神话故事，把对别人寄予深切的期望，使之成为对方的内在动力，从而收到变期望为现实的神奇效果，称作"皮格马利翁效应"。

人们通常用这样的话来形象地说明皮格马利翁效应："说你行，你就行；说你不行，你就不行。"要想使一个人发展更好，就应该给他传递积极的期望。期望对于人的行为有巨大影响。积极的期望促使人们向好的方向发展，消极的期望则使人向坏的方向发展。在夫妻日常生活中，如果妻子像皮格马利翁一样，坚信自己的老公是一个对家庭、事业都有责任心的人，在言谈举止中有意无意地向老公传达了这种信息，你的这种做法将对老公有着积极的影响，老公也会给予妻子积极的反馈，按照妻子的期望行事并最终成功。

老公为什么无法与情人断绝来往

貌美女生因为骄傲而不顾及男性的心理感受,但你一定要记住:伤害男性自信心的同时,也将自身慢慢拖进一种尴尬之中。

From:Ellen

我是一家500强企业的财务总监,为了使老公和情人断绝来往,我决定辞去工作,与他一起带孩子移民美国。尽管老公一再表示要和情人分开,并且周末在家陪着我和孩子,可周日,老公胡军去洗手间,他手机响了,我打开看到他的情人发来的她的阴道和我老公阴茎的图片……这个女人也太恶心了,我责问老公,他抢过手机,看过短信就冲出家门,他之前所有的承诺都付之东流。

我当年在大学是校花,追求我的男生不计其数,胡军的个人条件算是最差的,但他性格好,无论我多么任性、刁蛮,他都能容忍。为了考验他对我的忠诚,我明确告诉他,我不是处女,他说在他的心目中,我永远都是圣洁的。婚后,我并没有马上要孩子,而是加入"驴友社团",到全国各地旅游。胡军则利用我娘家的资源,勤勤恳恳地创业,看着自家的企业越来越大,我也放心生孩子了。当时我就隐约感觉到胡军外面有人,胡军很坦诚地说妻子怀孕,夫妻性生活减少,许多男人都会在外面找"性伴侣",释放性能量,没有任何感情因素,等妻子恢复后,男人自然回归到妻子身边。为了让我放心，他还让我远远地看了他的"性伴侣"——又胖又丑。

孩子出生后，胡军借口忙于业务，很少回家，但每月都会给我的账户里打入十几万元，我觉得他的收入也差不多就这些，不可能再多了，他在经济上不具备包养小三的基础，对他很放心。儿子2岁时，我发现他与情人没有断，胡军满脸无辜地说："难道我对你不够好吗？你怎么就不能心胸开阔些呢？为什么一定要把平衡的局面打破呢？她跟了我这么多年，错过结婚嫁人的最好年龄，你让我怎么办？再者说，她从来就没有想过让我离婚，只是想和你分享我而已。她有这样的胸怀，你有名分、有钱、有儿子，你还有什么不满足的呢？"

丽珊老师，我觉得自己太屈辱了，当初什么样的男生我不能找，偏偏找了他，我还借助工作之便和娘家的关系让他创业成功，现在他很主动，我完全被动了。他现在提出一个折中的方案，我和他带着孩子移民美国，他做跨国生意，两边跑，在中国时就和情人在一起，也不和其他女人胡来。那天晚上我们俩进行了一次长谈，他说那个女人比我纯洁。她和他在一起时是处女，她自始至终只有他一个男人；而我和他时已经不是处女了，婚后又到处旅游，驴友队中男男女女的，我在婚前都能没有处女禁忌，和男人发生关系，婚后岂不更放肆了，他甚至怀疑我们的儿子是不是他的。

丽珊老师，我百口莫辩呀。您说现在我是放弃尊严维护婚姻呢？还是维护尊严放弃婚姻呢？

To:Ellen

婚姻走到今天，你的确完全被动了。而造成今天局面的不仅仅是胡军和他的情人，你也有很大的责任。你仰仗自己是校花，家庭背景不错，没有认真地对待追求你的男生们，你当时的确有些张狂，有些不尊重对方，尽管胡军屌丝逆袭，和你成就了婚姻，但他在婚姻中严重缺乏足够的安全感。

一般情况，男人对于处女很在意，在潜意识中对处女要负责任到底。胡军的情人和他在一起时是处女，错过了谈婚论嫁的年龄，并且没有逼他离婚都使胡军对她难以割舍。而你呢，依靠自己的漂亮和追求者众多，缺乏最起码对男性的理解和尊重，在婚前就告诉胡军自己早已不是处女，亮明了你对性缺乏自我管理意识和能力；结婚后，不安心家庭生活，参加驴友社团活动，你如此迷恋旅游，是不是继续与其他男人保持性爱，对于胡军来讲是一个未知数。

从情人给胡军发彩信的内容中判断，情人为了迎合胡军，练就了高超的做爱技巧，使胡军陷入性成瘾状态，他无法接受与情人分离后再也没有高品质的性生活。彻底回归家庭的最大困难是来自性能量，这是高难度心理辅导。

Ellen，你老公是否珍爱你不是简单去美国，而是你要调整自己的心态，调整与胡军的互动方式，在性生活方面也要有所改善。另外，你要认真地完成一个作业——列出移民美国的原因。看看这些原因中有多少是对个人成长有意义的内容，仅仅是以保卫婚姻为目的的移民会出现新的问题。你想想，目前你是一家500强企业的财务总监，有高昂而稳定的经济收入，如果到美国可以有更好的发展机遇，你的情绪会比较稳定，哪怕婚姻难以维持也没有损失太多；如果到了美国一切从零开始，你的焦虑情绪依然是婚姻的毒药。所以我请你慎重考虑出国的事情。

【丽珊女性幸福心理学】

通过 Ellen 的经历，我想对年轻美貌的女孩说句肺腑之言，因为貌美往往会骄傲，会不顾及男性的心理感受，但你一定要记住：伤害男性自信心的同时，也将自身慢慢拖进一种尴尬之中。

总担心杀了自己女儿的母亲为哪般

艰难的分娩经历不仅会给母亲造成身体上的痛苦,而且会在她的潜意识中留下痛苦的划痕。母亲在陪伴孩子成长的过程中为什么总是担心"无心"杀了孩子,其实鬼就在潜意识之中。

清晨打来的预约咨询电话

张玫是我担任心理顾问的一间跨国公司 HRD(人力资源总监),公司大的心理项目都是我与她对接。她的每一套奢侈品牌的精致服装都拉开了她与别人的距离,尽管她表现得很温柔、得体,但依然无法掩饰她内在的焦虑。换个角度,身为女性做到如此高职位有焦虑也情有可原。我和她的交流仅限于公司的办公室。

一个周日清晨 6:00,我被张玫的电话叫醒,"丽珊老师,不好意思,周末这么早打扰您,我有件事情要向您求助,有些紧急,我非常希望您能安排在今天上午,我现在已经在北京南站买好了城际的车票,一小时后就到天津,我知道这样做太不礼貌了……我随时等待您的召唤……" 电话里的张玫竭力掩饰焦急,表现出职业化的镇静,但我心里清楚如果不是经历了不眠之夜,她不会 6:00 就打来电话;如果不是自己的私事,她不会在周末给我电话。她的行为明确地告诉我，她已经到了万不得已的状态。我爽快地与她约定了见面的时间。

这种预约咨询在一定程度上算是危机干预，来访者陷入某种负性情绪之中难以自拔，完全失去了自我控制的能力，如果不能得到及时的心理支持，非常有可能出现危机事件。

在教育心理机构见到张玫时，有种莫名的亲切，她没有穿昂贵的职业装，休闲服拉近了我们的距离。寒暄之后，张玫告诉我，昨天她休息在家看报纸，一个小豆腐块文章吸引了她的视线，《3 岁女童被亲生母亲打死》，张玫一下子陷入了惊恐之中，一整天都郁郁寡欢，耳边始终有个声音在提醒她，"千万别无意中杀了女儿"。一整天魂不守舍，晚上睡觉时，闭上眼睛，张玫的眼前就是那个被母亲打得浑身是血的女儿，她又看到女儿是如何不顾母亲的管教，一意孤行地挑战母亲的底线，激怒母亲，母亲如何打孩子，孩子又如何执拗，使母亲的愤怒升级，最后活活打死了自己的女儿……血淋淋的场面让张玫不敢再闭眼，生怕"情景再现"。她一直等到 6:00 给我打电话。

张玫所在的公司为员工购买了 EAP(企业员工心理援助计划)，员工是可以接受免费心理咨询的。"张玫，你之前接受过 EAP 服务吗？"

张玫告诉我她之前为了消除带孩子的紧张和焦虑而做过心理咨询。她总是生怕无意中杀了女儿。比如她给女儿蒸鸡蛋羹，在端给女儿的一瞬间，她的脑海里会掠过一个念头，蛋羹里是不是有毒？会不会把孩子毒死？……张玫在陪伴孩子中紧张，看到母亲杀了女儿的新闻是不是迁移到自己身上呢？我要进一步探索，在此之前我要进行一些了解，排除偶发事件对她的影响。

"你有没有见到过他杀现场或车祸现场的经历？"因为这些经历都统称为"创伤经历"，需要及时的危机干预，否则会进入潜意识，泛化为恐惧。

张玫说她的人生一直很顺利，从没有遇到过任何极端的事情。我引领她思考与孩子相关的话题。她有一个自己都觉得无法解释的情绪体验，现在企业特别强调社会责任，作为 HRD，张玫特别关注孤儿，公司在全国很多城市都有分公司，她要求分公司与当地的孤儿院建立长期帮扶关系。张玫觉得自己是一个很善良、有爱心、有社会责任的人。她号召大家捐款捐物，但她不能亲自去孤儿院，不能见到孤儿。

"如果去了，会怎么样？"我帮她澄清自己的体验。

"我曾经去过几次,每次回来都特别难受,也说不清到底为什么而难受,就像被罩进大罩子里一样,情绪无法控制地低落。最严重的一次,一周都心神不宁。"

在现实层面,我们难以马上找到问题的原因,为了让我们的交流提速,我征得张玫的同意,将她带入催眠状态。刚刚进入催眠态,张玫的表情就充满了惊恐。

丽珊:"你怎么啦?"

张玫:"我听到特别凄惨的叫声,从来没有听过这么惨的叫声。"

丽珊:"你现在在哪里?"

张玫:"在武汉大学的樱园。"(她的本科是在武大上的)

丽珊:"你顺着叫声过去看看,是谁在叫。"

张玫:"在花坛边,有一只猫,它叫得很惨。"

丽珊:"周围的人都是什么表情?"

张玫:"绝大多数人都很木然,匆匆从它身边走过。极少数人很厌烦的样子。"

丽珊:"猫是不是受伤了?看看它有没有流血?"

张玫:"没有流血,它的肚子上有一道疤。"

丽珊:"你是剖腹产吗?"

张玫:"是的。"

我需要的信息已经获得,就将张玫从催眠态唤回到现实中来。"张玫,能讲讲你怀孕和生孩子的事情吗?"

张玫"哇"的一声大哭起来,哭了很久很久。"其实我永远都不想说这个经历的。"

张玫怀孕的全过程都非常顺利,她坚信自己是可以自然分娩的,遗憾的是在临产前两天检查时,胎心不好,大夫建议她马上剖腹产,张玫顶住压力断然拒绝。可就在当天晚上再次检查时,胎心没有了。"胎死腹中",张玫简直不敢相信这样悲惨的事情会发生在自己的头上,母亲一直埋怨她太任性。为了避免剖腹影响张玫近期怀孕,她只能借助催产针自然产下死婴。在待产室里,张玫痛苦地嚎叫,没有人在意她,大夫和护士冷漠地从她身边走开,她凄惨的叫声没有得到任何温暖的回应,就连母亲也一直在旁边抱怨她任性造成无可挽回的后果……

她看透了人性,她对人生绝望了……幸好,老公实在看不下去了,请求大夫给她剖出了孩子。

奇迹出现了,孩子竟然还活着,大夫惊喜地将孩子抱到张玫眼前,但张玫坚决地将头扭到一边。她不想看这个孩子,这个孩子太讨厌,别人的孩子都知道配合妈妈,而她却装死装活,让母亲多受了那么多罪……

"张玫,你产后抑郁了吗?"

"事实上,孩子没有出满月,我就接到现在公司的任职通知,我把孩子托付给外婆,就开始工作了。"

大家看明白了吗?催眠态中那只猫就是张玫,在她的潜意识中,自己就是那个受伤了却没有人关心的猫。大家知道她为什么能将母亲杀自己女儿的情景再现吗?在她的潜意识中也想过杀女儿,并且不知道预演过多少次。意识层面理智坚决地制止这个念头,意识和潜意识之间的争斗使她处于焦虑之中,她担心自己在潜意识的支配下,利用各种机会杀了孩子,比如在蛋羹里投毒。

大家理解了张玫对孤儿的态度了吗?孤儿表面上被父母遗弃,很可怜的样子,其实父母之所以遗弃他们肯定是有原因的。每当看到孤儿就会使她的潜意识和意识处于撕扯的状态。

张玫的女儿从小就害怕她,孩子尽力地躲避妈妈,总是找各种理由,用各种借口回避与妈妈的相处,孩子更喜欢外婆。张玫觉得自己很失败,想强行地将女儿从外婆身边拽到自己身边。女儿真的在她身边了,就会捣乱,让张玫手忙脚乱,她经常抓狂,"难道孩子来到这个世界就是和我作对吗?"张玫沉静外表背后的焦虑终于找到了原因。

亲子之间的潜意识在一定程度上是互通的。张玫潜意识中不喜欢女儿,女儿也拒绝她。

【丽珊女性幸福心理学】

白领是对社会新知最敏感的群体,我担任心理咨询师的几间跨国公司的白领准妈妈根据搜集到的大量信息判断自然生产是最科学的,也是对孩子最有利的,并且自己的肚皮上不用留下狰狞的疤痕。她们无限放大了自然生产的好处,在生产过程中拒绝剖腹,一旦剖腹说明自己不科学、不成功。因为不得不剖腹而出现产后抑郁的案例逐年攀升。中国是神话"成功"的国度,将生活中很多的事情都与成功链接,造成很多人的焦虑。只有做到一切顺其自然,才能安享幸福!

侄子出生的前提是哥哥事业成功

女性如果将生孩子作为筹码要挟老公按照自己的意愿选择生活方式,无论结局是怎样的,都让人觉得不舒服。

From: 刘莹

我哥哥去世已经快一个月了,悲哀的情绪依然笼罩着我们全家。哥哥是我们一家人的荣耀,他30岁当上了正处长,35岁刚刚当了副局长,就离开了我们。

我们沉浸在失去亲人的悲痛之中,为即将出生的侄子捏一把汗。据我的观察,哥哥和嫂子感情一直还不错,嫂子属于"望夫成龙"型妻子,她总是用各种方式鼓励、鞭策哥哥。他们刚结婚时就怀过孩子,嫂子说现在是拼爹时代,如果爹没有什么出息,让孩子跟着难受,还是趁着年轻把工作做好,混个一官半职,未来能够给孩子解决上重点学校的问题,做好工作再生孩子不迟。我们全家对她的观点有不同意见,难道没权没势的老百姓就没有资格生孩子了吗?但我们没有参与到他们夫妻的决策。嫂子毅然决然地去医院做了流产。哥哥也没多说什么,只是更加闷头工作了。哥哥当了处长之后,嫂子说可以考虑生孩子了,我们家都松了一口气,但天不遂人愿,好几年都没有怀上。哥哥提拔当了副局长,嫂子几乎同时也怀上孕了,那阵子我们家就像中了彩票一样,每个人都喜洋洋、美滋滋的。

哥哥猝死在工作岗位，医生说是积劳成疾，承受巨大的心理压力，严重透支健康。嫂子的个性全变了，原来她是个麻利人，有主见，家里家外一把好手，急脾气，我哥哥曾调侃她"沾火就着，没火也着，属于自燃型"。哥哥性格内敛，总是忍让、包容她。哥哥去世后，不到一个月的时间嫂子完全蔫了，天天以泪洗面，反复唠叨着，"如果知道这样，我就不该拿生孩子逼他当领导。他倒是当领导了，孩子也怀上了，人却走了，儿子都没机会见上一面当了局长的爹了，我们未来的生活怎么办呀？"

我们家人没有流露出对她一丝一毫的埋怨，并且在很多事情上默默地支持着她，可这些好像对她并没有起到任何的效果。嫂子一下子老了十岁，例行产检显示这一个月胎儿没有长。嫂子几乎 24 小时睁着眼睛，她现在体重也就 80 来斤，她要求我和我母亲陪她住，说一个人在家害怕。我母亲在她面前表现得很坚强，人却瘦得不行了，老来丧子呀，这是怎样的悲伤？

我担心嫂子的状态如果持续下去，孩子的发育肯定会受到影响，如果停孕了，嫂子能承受得了吗？就算生下来，孩子体质如果不好，以后的麻烦就更多，她一个人带着也费劲呢。我每次劝嫂子多吃点东西，睡会儿觉，她就像祥林嫂一样，反复絮叨着那些话。我现在真的体会到男人对一个家庭的重要性，尽管哥哥平时在家不多说话，但他就是我们所有人心目中的天呀。丽珊老师，您说我现在到底怎么帮助嫂子，她可不能再出现意外了。

To:刘莹

我首先对你们全家人表示深切的慰问！

在压力事件得分列表中，家人的离世是 100 分，是压力事件中的最高分，所以你们一家人的身心反应都属于正常，不要太过紧张。但如果这种情况持续三个月以上则不太正常了。

刘莹，你嫂子对老公去世的愧疚之情是可以理解的，毕竟她曾经"望夫成龙"，只是具体如何鞭策则只有夫妻两人知道，是不是有过于刺激的言语、会不会对你哥哥的心灵构成影响或者伤害也只有你哥哥最清楚了。毕竟在你嫂子心目中现在是个拼爹时代，只有当了一官半职才有资格生孩子；毕竟你嫂子脾气急,属于自燃型……她给你哥哥到底带来多大的创伤她心里是清楚的,但人已经去世,就没有必要再追究这些,毕竟在你嫂子的鼓励下,你哥哥成就了事业,收获了成就感,他个人和你们都得到了满足感。

刘莹,现在你嫂子既为失去老公痛苦,更为被婆家指责而担忧,还为以后她一个人陪伴孩子成长而焦虑,痛苦、担忧、焦虑交织在一起,使你嫂子脑子全乱了。你要帮助她将她面临的问题逐一列出一个清单,清单的条目包括:困难是什么?她可以独自解决的是什么?需要家人协助解决的是什么?需要单位协助解决的是什么?一目了然,使她的思路得以梳理,然后将问题解决。比如:

困难:婆家会因为老公的去世而迁怒于她

解决方案:婆家每一位家人、哥哥本人、她和他们的儿子都是哥哥成就的受益人,所以大家不会将哥哥的英年早逝记在她的账本上。

困难:孩子的教育问题

解决方案:全家都参与到孩子的教育之中,让孩子生活在全家人的爱意里。

困难:经济上拮据

解决方案:在重大经济支出问题上,嫂子、婆婆、小姑子按照4:2:4的比例解决等等。让她感觉到所有的事情都是可以解决的,给她充分的安全感。

刘莹,根据你的描述,我感觉你嫂子现在已经属于抑郁症了,我建议你尽快带嫂子接受系统的心理咨询,帮助她尽快从目前的状态中彻底走出来。其实现在她的负性情绪已经影响胎儿了,母亲的焦虑、悲伤情绪会刻录在胎儿的潜意识之中,对孩子构成很大的影响。

刘莹,你还要关心一下你父母,他们看到儿媳妇那么痛苦了,就不敢再表现出老年丧子的苦痛,但憋在心里会对他们的身心健康构成直接的伤害,所以你要多多陪伴老人,引导他们说说有关哥哥的话题。如果他们哭了,你先不要急于劝他们,阻止他们哭下去,而是默默地陪伴他,让他们痛痛快快地哭出来,将丧子之痛彻底释放出来。

刘莹,可能我对你的要求太多了,毕竟你也处于失去哥哥的痛苦之中,你也要选择适当的场合将自己的负性情绪释放出来。

透过刘莹哥哥的去世,我们是不是又一次被敲了警钟,我们应该珍爱生命,不仅为了自己,更为了所有爱你的和你爱的人!

【丽珊女性幸福心理学】

　　生活的目的到底是什么？心理学有一个课程"假如你还有三天"，这个课程设置了一个情境，就是当我们得知自己的生命还有三天，我们如何来安排？绝大多数人都需要和家人在一起，将平时没有和家人表达的感情淋漓尽致地表达。

　　女性如果将生孩子作为筹码要挟老公按照自己的意愿选择生活方式，无论结局是怎样的，都让人觉得不舒服。

没有孩子成为别人指责我的口实

一个女人在孕育、生产、养育孩子的过程中,经历了生理和心理的很多变化,在付出精力、体力和爱的同时,不仅陪伴了孩子,也收获了自己的第二次成长,包容心、忍耐心、责任感、持久力都会得到提升。

丁克夫妻想要孩子了

毕洁文到教育心理机构接受心理咨询的目的是如何缓解紧张情绪,尽快怀上孩子。她是个精明、精致的女人,40年的岁月并没有在她的脸上留下太多的痕迹。一个纯草根,经过个人奋斗,成为大型商业银行公司部的总经理,她一直以骄人的业绩享受着同行的艳羡……出乎毕洁文意料,没有生小孩儿这个纯私人的选择竟然成为别人指摘自己领导力的口实。她近一年的生活重心是:要孩子!丁克夫妻在无奈中去了妇产医院,医生告诉他们生理上没有问题,关键在于心态上,最好接受专业的心理辅导,放松心情,顺利怀孕。

丁克是英文 DINK(double income no kids)的音译,意思是双收入却不要孩子的家庭,这里主要指夫妻有生育能力而不愿意生育的家庭。年轻人认为这是一种时尚,竭力吹捧;持反对意见的则认为丁克一族过于自我,是放弃社会责任的表现。那么造成丁克的原因是什么呢?

丁克一族中,有的从小缺少父母心灵支持,或长期生活在父母的软暴力的家庭氛围中,形成了难以走出的心灵阴影,担心自己会无意中承袭不良的教育方式,给自己的孩子造成终身难以弥合的伤害。

丁克一族认为生育孩子承担着巨大的人生风险。如果将来孩子没出息,会令自己陷入尴尬、自责之中;如果将来孩子有出息,则会忙碌于自己的事业,十有八九不会待在父母身边,还是跟没有孩子一样,又多了一份牵挂而已,强化了空穴情结,情感还是无所归属。

同伴养育孩子之后身心交瘁,失去自我,生活品质下降,尤其是有的孩子患有疾病,使家长处于一种无助、无望的状态;或为了孩子维持名存实亡的婚姻或婚姻失败使孩子的人生轨迹偏离正常轨道行驶等等,外界负向的信息强化了丁克一族的决心。

从丁克一族的心灵图谱中,我没有看到自私,更多的是对社会、婚姻、人性的责任,是渴望提升自我生命的质量的追求。

毕洁文不要孩子是有原因的,夫妻双方的兄弟姐妹在教育孩子方面都不太成功,看着他们被孩子弄得无心工作,疲于奔命,夫妻俩认定自己也没有教育好孩子的能力,坚决不要孩子成了双方的共识。

骄傲的下属击中领导的"痛点"

激发毕洁文改变初衷要个孩子的导火线是部门新来的很有背景的应届毕业生陈天阳。陈天阳浑身每个细胞都浸透着"骄傲",人际关系紧张,无论让她做什么,她都认为屈才,总是找理由不做……毕洁文几乎每天都要面对告陈天阳状的同事。投鼠忌器,毕洁文竭力克制自己,等待着陈天阳逐渐成长为职业人。事与愿违,她们之间的"和谐"很快在一次答谢大客户酒会上爆发了。陈天阳不按照事先安排的岗位做事情,却和客户说笑,讥讽忙碌的同事无脑、无能,她和几位客户抱怨想将在国外大学学来的先进理念带回来,拯救表面繁华,实则危机四伏的公司部……一位相识很久的客户为了减小不良影响,及时将情况反馈给毕洁文。毕洁文实在无法控制自己,大声斥责了陈天阳……

　　"草根"一词近年被越来越多地使用，从一个侧面说明了在社会交往中"出身"和"背景"已经成为一个重要指标。在团队中，"草根"和有背景的人会自然而然站成两个阵营，彼此难以走近，缺乏了解，非常容易产生误会或隔阂。

　　陈天阳的表现不是骄傲而是幼稚，我们可以想象，一个有深厚家庭背景又学习成绩不错的孩子，周围的人会怎样地追捧，放大她的优点，忽略她的缺点。她无需考虑人际交往的法则，根本不知道换位思考为何物。因为没有面对批评和挫折的经历，承受力脆弱也在情理之中。

　　我接触过大量与陈天阳有相似经历的年轻人，他们走入社会之后，有很强的失重感。他们发现已有的阅历难以支撑自己面对纷纭复杂的职场，曾经的优越感变成了"先天不良"，他们中自我成长动能强烈的人会主动接受职业规划或心理辅导，补上生活这一课。建议毕洁文耐心地陪伴陈天阳成长，让她逐步了解职场规则，既做她的领导，更是她的"职场教练"。如果这样，陈天阳会以感恩的心态去工作。

　　晚上，余怒未消的毕洁文先是接到小陈母亲的电话："毕总，我的孩子无论在国内还是国外求学阶段都是优秀生……我们的家庭背景使她的生存环境一直非常简单，没有感受过生活的艰难，更没有体会人际的复杂，心思纯正，想什么说什么，说话有不妥的地方也很正常，如果无意中冒犯了您，请您本着惩前毖后、治病救人的态度，严格地要求她，让她快快成长……"毕洁文觉得小陈母亲还算通情理，不想，此时小陈母亲的话锋一转："毕总，您没有生过孩子，不知道现在年轻人有独立思想，沟通时一定要按照他们能够接受的方式，不然会引起更大的逆反……毕总，我虚长您几岁，和您交交心。我们单位选拔女性中层时，有个不成文的规定，一定要看她是否有孩子，婚姻是否和谐。多年坚持下来，效果非常明显。女性领导情感细腻，只有生活得安全、稳定、完整，才不会将生活缺失造成的负性情绪带到工作中来……"这位母亲的兴师问罪都透着高水平……接着，主管副行长又打来电话，询问"批评门"细节，说陈天阳要辞职到其他银行，这给银行造成的损失不仅仅是流失了"资源"，还增强了接收她的那个银行"实力"……最后副行长语重心长地关心毕洁文的生活，千万别因为工作而耽误了生小孩。对于女人,生孩子可以增加社会感知力,更加多维度地看待社会和人生……

在日常工作中,消除"投鼠忌器"的心理,"投鼠忌器"是负性、被动的心理暗示,会造成彼此的距离,使自己产生弱势感。毕洁文一直看不惯陈天阳的所作所为,她不敢表现出来,生怕引起陈天阳对自己的不满,并将不满转述给相关的领导或重要客户。为此,毕洁文一直压抑着自己的愤怒。这些愤怒不会自然消失,而是进入潜意识,成为"痛点",当她听说陈天阳和客户抱怨自己部门不好时,她的"痛点"被点燃,当众大声斥责下属这种不"专业"的行为充分说明了这个问题。

毕洁文的咨询持续了一段时间,从梳理她的情绪管理入手。毕洁文为了让自己更加"优雅"总是隐忍一些事情,但这些负性情绪不会自行消除,而是进入到潜意识,形成了一个又一个的"痛点",痛点就像火药库,沾火就着。在日常生活中刻意地控制自己只能使自己在某个特定的场合中爆发。作为部门总经理对一个职场新人当众的批评肯定会影响自己的公众形象的。

因为职场新人母亲的讥讽而去生育医院,要生孩子则看出她的脆弱和敏感。逐渐让自己成熟起来也是毕洁文的人生课题。

生养和教育孩子是一项巨大的家庭消费,对于娱乐形式单一、经济实力有限的群体来讲生养孩子可以带来快乐、活力、增强家庭的凝聚力;对于丁克一族来讲,高收入为他们提供了非常广阔的娱乐空间,相比之下从孩子那里得到的乐趣与责任相比悬殊太大。当然,一些具有很强经济实力和偏好孩子的人,甚至通过各种手段钻政策的空子而多生孩子,这与人的消费偏好有关,与经济收入无关。

不同社会地位的人对时间价值的看法是不同的。经济学家指出,家庭的时间价值等于把用于家庭的这段时间用于工作,能带来的额外的货币收入,也叫"机会成本"。对于高知型群体,时间和精力最宝贵,如果要小孩,一些烦琐的生活上的照料可以由人代理,但亲情、教养则是必须自己完成,教养孩子占用了大量个人时间,对自我成长和事业发展无疑是一个损失。孩子未来成为劳动力是否给家庭带来经济收入是未知因素,为了未知舍弃已知在丁克一族的心目中并不是最佳的选择。

据天津市卫生局不完全统计,去年全市各大医院共接诊了约 4000 名年龄在 38 岁以上的高危孕妇,高龄孕妇所占比例较过去逐年攀升。高龄生育不仅给母亲带来危险,而且新生儿出现脑发育和身体发育不良的概率也大于适龄孕妇。部分丁克家庭过了 35 岁后,人生观、对情感的依赖等发生变化,由此成为高龄孕妇。他们在教育孩子中又会因为体力、精力、沟通等方面而出现问题。而亲子年龄差过大会让孩子产生许多心理问题,比如"我是父母亲生的吗"等,两代人的代沟明显,难以逾越,容易造成教育偏失。

从民族未来的人口素质角度考虑,白领阶层的孩子是先天遗传质优,后天可以接受比较好的教育的人群。这部分孩子的缺少对民族未来是一个损失。

丁克一族多是城市白领,思想前卫积极,他们不会将自己的想法强加给下一代,更不会有"子承父业"的思维方式,根本谈不到孩子维护家庭地位和扩大家庭的作用。同时城市白领重视生活品质,他们体会着社会激烈的竞争,不想将孩子带领进这个永转不停的社会。丁克一族自己不要孩子,并不代表他们没有爱心,他们可以利用业余时间担当义工,去福利院献爱心。

【丽珊女性幸福心理学】

每个女人都有自己生小孩的理由,但如果为了证明自己的领导力而生小孩则显得太不理智。高龄初生会面临很大的风险,毕洁文在系统的生育心理辅导中对风险进行了充分的评估。母性的光辉完全可以通过自我体察、自我完善、以悲悯之心待人中实现。

我怕哪天会掐死弟弟

多生子女之间的关系和谐与否完全取决于父母的引导,如果父母一味地要求老大付出、牺牲,老大自然会产生抵触。在日常生活中,父母既要求老大给弟、妹树立榜样,多包容弟、妹,又要教育弟、妹尊重老大,服从老大的正确指令,帮助老大在弟、妹心目中建立权威感,这样他们之间的关系就有章可循了,并且会越来越顺畅。

乖咪咪神色平静地告诉我,她是一个性格比较随和,骂不还口、打不还手的人,周围人都可以任意地欺负她,她不会有任何的反抗。"丽珊老师,我不明白为什么三年级时我在家抱着猫,慢慢地掐住它的脖子,直到掐死……"乖咪咪的表情依然平静,根本就不像在说这样的一个问题。

"当时猫反抗吗?"我也控制自己的情绪,和她一样平静地问。

"当然了,但反抗也没有用,只要我想让它死,它肯定得死……"乖咪咪的表情依然平静。

"几年过去了,为什么现在想起和我谈这个事呢?"我在寻找这个危机事件的现实原因。

"当时家里没人,把猫掐死后,我搪塞妈妈说猫跑掉了,找不到了,她也没有太在意。原本以为这个事就此彻底结束了,事实上,远远没有结束,比如我不敢让任何人碰我的脖子,经常做噩梦,梦到猫死时的样子……更为可怕的是每当弟弟和我无理取闹时,我都会想起那只猫被我掐死后无力的样子,手不自觉地放到弟弟的脖子上,我真担心哪天我会掐死弟弟。"乖咪咪的表情依然淡定。

一个小学三年级的女孩手段如此残忍地杀死猫却没有任何的恐惧,而当她初中二年级时谈论这个事件依然淡定,这是怎样的心理感受让她如此残忍?怎样的情绪经历让她如此淡定?

乖咪咪告诉我,她的父母重男轻女,他们反复告诫她,"你是姐姐,要有胸怀,一定要爱弟弟,凡事都让着弟弟……"只要弟弟哭,他们第一句话就会是"你怎么欺侮弟弟了"。开始时她曾经特别恨弟弟,是他剥夺了父母对自己的爱和信任,但慢慢地她也认同了自己就应该无条件地爱弟弟、包容他,任他随意地欺负自己,因为自己是姐姐、是女孩。

我们经常通过网络了解到一些80后、90后虐待小动物的事件,如果我们一味地谴责他们缺乏爱心,则失去了探知他们内心苦痛,给他们科学引领的机会。生活的压力经由成年人传递给孩子们是多维度的,成年人主观地制定了乖孩子的标准是听话、隐忍,却忽略了他们内心到底有多大的承受能力。就像我们挤压一个物品,如果一旦用力过猛,物品就会出现变形、扭曲,人的心灵也是这样的。顺应孩子成长的客观规律,给孩子制造合理的情绪宣泄渠道,让孩子的心灵得到健康、正向的成长是每一位为人父母必须做到的。

"孩子,你和父母的交流多吗?"我想探问一下她的原生家庭。

乖咪咪说她的父母都是高级白领,工作特别繁忙,回到家之后照顾弟弟已经够他们忙的了,根本没有时间与她交流,"我在家总是以写作业为由待在自己房间里不出去,这样心里会清静些……"

"孩子,你内心压抑的东西太多了,是不是可以和丽珊老师进一步说说呢?"我希望她能够将情绪全面地宣泄出来。

"丽珊老师,妈妈说有情绪是不成熟的表现,成熟的人会将自己的情绪在学习或工作中全面消化掉,变压力为动力,获得更大的进步。"妈妈的观点已经完全内化成为乖咪咪的行为准则。这么小的孩子就如此压抑自己，使成长的心灵扭曲。

我告诉乖咪咪放下包袱，有情绪是正常的，不然就会误导周围的人。"你表面上的随和，骂不还口、打不还手误导了周围的人，大家认为你全然接受了一切，毫无怨言地承担着本应你承担的或不应承担的重负，完全忽略了你也会有负性情绪。实际上你所有的负性情绪都没有获得有效地释放，积压到了潜意识之中，形成了能量巨大的火药库，一旦被点燃就会以惊人的力量爆发，你掐死猫正是你负性情绪的一次集中宣泄。"

"我现在和同桌男生也处于这样状态，他总是和我无理取闹，我从没有和他吵过，但心里却想是不是采取什么方法给他些教训。我还没有想好是不是杀了他。"乖咪咪依然面无表情，而我的后背已经冒出汗了，不禁想到那些大学里伤害、杀死舍友的事情，受害人其实并没有犯什么大错，只是害人者潜意识中有太多的痛点，让他们难以克制自己的负性情绪。

我建议乖咪咪和妈妈推心置腹地交流一次，告诉妈妈，你是姐姐，是应该处处关心弟弟，爱护弟弟……但你同样也是一个成长中的孩子，你也像每一个孩子一样渴望得到来自父母的爱。我还建议她将自己小学时掐死猫的事情如实地告诉妈妈，让妈妈对女儿的负性情绪有个准确的评估，以此调整对女儿的教养方式和内心期待。"孩子，我粗略地算了一下，你是在弟弟3岁左右掐死猫的，那个时候是弟弟的第一反叛期，他的过激行为反复激惹你，你没有寻求积极的宣泄方式，而是将愤怒迁移到了猫的身上。"

乖咪咪和妈妈交流之后，她妈妈第一时间和我联系。"丽珊老师，真的谢谢您，我的孩子内心已经变态了，我却全然不知，还和朋友炫耀我的教子方法呢。"我告诉她，我们往往将老大看成父母的助手，让他们做弟、妹的榜样，却忽略了他们内心的感受，老大自然会产生抵触。在日常生活中，父母既要求老大给弟、妹树立榜样，多包容弟、妹，又要教育弟、妹尊重老大，服从老大的正确指令，帮助老大在弟、妹心目中建立权威感，这样他们之间的关系就有章可循了，并且会越来越顺畅。

在妈妈的配合下，乖咪咪接受了系统的心理辅导，将掐死猫的危机事件对她心理构成的影响彻底消除掉，避免了这个事件对她的人际关系、情绪管理构成的消极影响。

【丽珊女性幸福心理学】

当你打算生二胎时,就一定开始关注老大的心理感受。我们往往将老大看成父母的助手,让他们做弟、妹的榜样,却忽略了他们内心的感受。在一个独生子女社会环境中,自家有了弟、妹之后他们会有种挥之不去的被遗弃感,而父母的"你怎么欺侮弟弟"的责问本身更加恶化了老大的心理感觉,他们认定他们与弟、妹之间的关系就是不平等的,是伤害与被伤害的关系,父母可以纵容弟、妹伤害他们,而严厉制止他们对弟、妹的丝毫怠慢。

女儿被诊断为精神分裂，我崩溃了

精神类疾病的家族遗传是十分普遍的，最好的优生优育是在择偶时开始。

From: 王菲婕

我女儿今年初中三年级，她在家摔摔打打、在学校疯疯癫癫，和老师打架，这段时间又搞对象，在校园里和男生亲嘴，还有更为有伤风化的行为……学校德育处让我带她看精神科医生，如果是精神有问题就专心治疗，如果精神没问题就是道德问题，学校就劝退。这孩子怎么就这样了？我是一个特别严谨的人，却生养了这样一个没有廉耻的孩子。无奈之下，我带孩子去医院了，大夫诊断为"轻度精神分裂"，要求住院治疗，我崩溃了。

丽珊老师，您说我的命为什么这么苦呀？我娘家是高级知识分子家庭，但父母身体都不好，我又是独生女，家务负担特别重，年轻时根本没有精力谈恋爱，还是亲戚催着介绍了我的前夫。他是高干子弟，除了脾气不好，什么都挺好。初次见面他就表示以后和我一起照顾我父母，我挺感动的。他姑姑终身未嫁，住精神病院时，我前夫家担负起照顾她的责任，那段时间我尽心尽力地照顾，我前夫母亲说我心眼好。

结婚后，我们和婆婆住一起，相处十分和睦，现在回想我一生就那一年多是幸福、甜蜜的。他妹妹精神病发作成了我们生活的转折点，小姑子出院后就和我们住一起了，每当她发作时不是赤身露体往外跑就是把家里的东西砸了，我每天在家都心惊肉跳的，当时我的女儿还没上幼儿园，婆婆一边帮我们带孩子，一边看着小姑子，压力太大了，为了减轻她的负担，也避免小姑子伤着孩子，我们三口买了房子搬出去住了。

但搬出去之后，我老公的脾气越来越暴躁，几乎每天都找事儿，急了就大喊"我们全家都是精神病……"只要他发怒了，就不管不顾，后来发展到打我了。我实在忍无可忍就和他离婚了，带着孩子独自生活，我将自己全部的希望都寄托在孩子身上。

女儿小时候长得又可爱又爱笑，特别甜，真是人见人爱，我带着她学了很多课外班，我希望把她培养成为淑女。六年级她开始和我逆反，影响了小升初成绩，进入初中之后，她简直就变了一个人，在家总因为一点小事情骂我，特别难听，我真的想杀了她……我了解她在学校的表现，但我根本就管不了她呀。

丽珊老师，我谈男朋友已经两年了，他十分儒雅、事业有成，对我也很真心，但我不敢和他结婚，我甚至不敢让他见我的女儿，她随时都可能骂街、撕扯我……他怎么能够接受呢？

丽珊老师，您说我该怎么办呢？我打算和男朋友分手，别让他等我了。我哪天决定不再苟且偷生了，就抱着女儿一起跳河，死了就都解脱了。

To:菲婕

你好！

我理解你深刻的痛苦和无望的未来。选择错了男人，可以通过离婚来解除彼此的关系，但与女儿的血缘却无法通过任何手段彻底地结束。

菲婕，精神病的家族遗传的确客观存在，谈恋爱时，你缺乏基本的常识，尽管知道了他姑姑是精神病，但你没有停止与他走向婚姻的步伐。小姑子的发病在一定程度上证明了遗传的严重性，你当时搬出去单独生活也仅是避免小姑对孩子的身体上的伤害，其实更严重的是对孩子内心的影响。你老公在妹妹发病之后，内心感觉到巨大的恐惧，他们经常去精神科医院，医生肯定跟他们介绍过这种病的遗传性，他对这种病的认知和危害远远超过你，但他缺乏科学的方法预防自己情绪的失控。

菲婕,你和老公离婚之后,"将全部希望都寄托在孩子身上"本身就表明了你的焦虑。而你的焦虑会传递给孩子,对她构成压力,进入青春期之后,她自身就有很多难以解决的烦扰,而你的要求无疑以几何级数递增,直至崩溃。

我想此时一些读者急于询问,如果自己或配偶有家族遗传病史,并且也生了孩子那怎么办呢?那就调整对孩子的期待,将教育的目标定为幸福的生活,而不是出类拔萃。如果家里的经济条件比较好就从孩子进入青春期,给孩子选择一个好的心理咨询师,和孩子建立长期的心理咨询关系,让孩子的所有负性情绪都能在第一时间消除,顺利度过中学阶段,这样他会积累大量应对生活或学业压力的经验,就能在未来有效地防范生活的压力。

菲婕,你说你不敢和男朋友结婚,我特别理解,但我也担心你由此产生的委屈情绪会转嫁到女儿身上,"为了你,我都无法再婚……"这样女儿的任何不听话的行为都会激惹你,你又会说出伤害她的话,激惹了孩子……一旦母女陷入这样的负性互动之中,对彼此的伤害都是深刻的。

菲婕,我建议你找可信赖的心理咨询师再给女儿看看。因为如果孤立地看你女儿的行为的确构成了精神分裂的诊断依据,但如果以90后群体做女儿的参照系统的话,得出的结论就可能不是这样,在一些校风不好的学校里,骂街、打架、毁物、情绪失控、公众场合过于亲密的学生并不是个别的。心理医生如果缺乏大样本的参照,会产生误诊。教育心理机构长年接待已经被诊断为心理疾患的来访者,在不借助药物的前提下,通过家庭系统治疗改善他们的情绪失控状况,提高他们的自我管理,回归正常群体。

菲婕,生活有太多的可能,千万不要因为一时的难以应对而作出过激的行为。丽珊在这里祝福你!

【丽珊女性幸福心理学】

一旦和有精神病家族遗传病史的人结婚,就应该根据实际情况来决定是否要孩子。如果要孩子就一定要保持平和的心态,不断调整教育方法,给孩子营造一个自尊、自信的心理成长环境。

心灵作业：每个月给孩子写一封信

亲爱的姐妹，祝贺你正在孕育着一个新的生命。你知道吗？在孕育孩子的过程中你才真正地从女孩成长为女人；你知道吗？一个女人经历了生育会变得更加从容和坚定；你知道吗？从现在开始，在这个世界上就有了你要牵挂一生，也被牵挂的生命新篇章。将你怀孕过程中的所有感受都写给你的宝宝吧，等他能够读懂这些文字的时候，你将是世界上最幸福的女人！在这里，我提供给你一个模板，你可以在此基础上无限地增加内容。我有个小小的但很重要的请求，在信件中凡是涉及人际关系的内容，请只记录下美好的内容，而不要记录抱怨、指责好吗？因为人与人之间的纷争会随着时间的推移而慢慢淡去，这些时过境迁的事情就不用让孩子知道了，你说呢？祝你成为一个能够给孩子正能量的好妈妈！

信件提纲：

一、本月是怀孕的第几个月，我的体重和血压等生理指标怎样。

二、进入这个月份，我在生理上发生了什么变化，各种检查的结果是什么，我有怎样的感受？

三、我的情绪感受如何？

四、此时此刻，我对宝宝的感觉是什么？

五、在我的心目中，分娩那天将是怎样的情境，第一眼看到宝宝时我将会是怎样的心情，而宝宝将是怎样的表情？

六、我现在最关心的事情是什么？

七、这个月以来，我最快乐的事情是什么？

八、你爸爸在这个月为你做了些什么，他是如何关怀我和宝宝的？

九、我目前最严重的问题有哪些，我得到的解答是什么？

十、如果你是我的第二个孩子，你哥哥或姐姐为你做了些什么？

第四章　孩子的幸福人生从子宫开始

　　只有幸福的孕妈妈才能给孩子一个明快的生命底色。曾几何时,怀孕是女人一生最丑的阶段之一,穿着臃肿的旧衣服,灰头土脸。近十年以来,人们对怀孕的理念完全改变了。孕妇服、孕妇写真时尚、火辣。孕妇以"孕"为美,而这种美传递给子宫里的孩子,他坚信自己是被欢迎、被喜爱的。

最好的胎教是父母对孩子的欢迎

夫妻将孩子当作"爱情的结晶",用心地爱孩子,期待孩子的"入伙",孩子的潜意识中将留下自己被欢迎的印迹,他会自信、充满力量,有强烈的归属感。

90年代中期,我参加一位美国心理学大师举办的自我心灵成长课程。那是一个非常昂贵的课程,一天的学费相当于普通工作人员三个月的工资,连续十天课程的费用让每一个学员都希望分分秒秒地跟随老师,将老师的所有话镌刻在大脑中。我们曾自嘲只有心理学发烧友才愿意付出这样的学费。

美国大师很在意自己的知识产权,不允许学员录音,一旦发现有违规者,他就会停止讲课,用公众舆论来惩罚这种"违规行为"。一位20多岁的女生将录音笔藏在衣服的袖口里,不断地调整方向以便录上不停走动的大师的话语。大师发现后马上停止授课,大家将愤怒的目光投向那个女同学,"快关上吧,别影响老师讲课!""怎么这么讨厌呀……"女同学一脸无辜,猥猥琐琐地将录音笔关上,表现出专注听讲的样子。当一切归于平静,她又开始悄悄地将录音笔打开……又是一个循环……她的行为不仅影响了大师的情绪,也让全体学员处于紧张和焦虑之中,不知道课程何时又会被强行叫停……她成为"公众敌人",课间没有一个人和她说话,甚至在分组讨论的时候,她也无法找到接纳她的小组。

奇怪的是这样的环境不但没有让她有所"收敛",反而"越战越勇",依然试图录音。大家在对她反感的同时也充满了好奇,为什么她会这样呢?

在课程的后期,大师讲授催眠技术,并通过催眠挖掘出我们潜意识中的"痛点"。当时大师将我们催进了母亲的子宫,他引导我们和母亲一起用力,以便自己顺利出生。正当我努力地用力准备诞出时,一声凄厉的哭声将我从催眠状态唤醒。我看着那位女同学,她满脸惊恐、战栗地哭喊着,全身抖动,几乎所有的学员都被动醒来。如果目光可以杀人,那么她真的在劫难逃。

无意间,我看到一个男生,他依然停留在催眠状态,满脸幸福,甚至发出咯咯的笑声来……

大师为那位女生进行催眠辅导时,问她当时看到了什么?

女生虔诚地对大师说:"我听从您的引导,和母亲一起努力,真的出生了,我看到了两个人,但都没有脸……"说到这里,她又开始惊恐地哭泣起来。大家想想的确也是够恐怖的,且不说一个婴儿态的孩子看到两个没有脸的人,就算我们成年人看到这样的场景,也够毛骨悚然的了。大家猜想她这次可能不是存心搞怪吧!

当她的情绪平静下来,大师帮助她回忆自己出生的细节。她说她的父母在决定离婚的时候发现怀孕了,那个时代要想到医院做流产是件很难的事情,一定要单位和家庭所在的居委会同时开具证明。这件事情被双方老人发现了,老人严禁他们离婚,"你们的缘分未尽,这个孩子是上天派来维护你们婚姻的,不许离婚,好好等待孩子出生……"那个时代的人不敢违背父母的命令。但在他们的心目中,孩子可不是什么天使,而是讨厌鬼,是阻碍他们各自奔向新生活的绊脚石……母亲每天做剧烈运动希望能够流产,父亲对这个讨厌的孩子更是不闻不问。在父母这种拒绝的态度中,女孩顽强地成长……但在她潜意识中却留下了被厌恶的划痕,并由此产生强烈的被拒绝的弱势感,出生后"看不到父母的脸"是很正常的。不被接纳的人总是会以"反社会"的行为来回应貌似强大的外界社会。她在课程中的行为也就找到了谜底——

她偷着录音的初衷可能是为了以后自己有机会再听,重温课程。但当她无意中发现这种行为能够让老师停止讲课,引发同学们的愤怒,她突然感到了自己的力量和"价值",这种"反社会"的行为是有效的,所以后面的录音已经不再是为了学习,而是为了达到激怒周围人,彰显自己威力的目的。

我在日常的心理辅导过程中,发现许多"校园霸王"、人际关系不良、对周围人构成伤害的人都有过类似的"弱势经历"。

对了,我刚才说那位咯咯笑的男生,还记得吗?他是一个自信满满的人,在他的心目中自己被所有的人喜欢。他从内蒙古来参加课程,初次到北京,渴望我们晚上带他到酒吧街转转。泡酒吧是适合于很熟悉的圈内人的休闲方式,带一个陌生人进入圈子显然不太妥当,所以每次他的请求都被大家婉转拒绝。这种拒绝丝毫没有影响他的心情,转天,他又会信心满满地过来,"今天是不是可以带我去了?"他的自信心像是具有很强弹性的皮球,拍下去就会反弹,打击的力量越大,反弹的力度也就越大。

中午吃饭的时候,我问他在催眠的时候看到什么了?"我看到我父亲穿着蒙古袍子,在草原上托着我欢快地旋转,嘴里不停地喊:'我终于有儿子了!我终于有儿子了!……'"他家有两个姐姐,父母一直期待着生个儿子,在母亲怀孕的时候,父亲天天隔着母亲的肚皮和儿子说话:"儿子,你快出来吧,爸爸一定要有个儿子……"这样的经历在他的潜意识里植入一个信念:"我是受人欢迎的人!别人都是发自内心地欢迎我,有的人直接表现出欢迎,有的人表面上拒绝其实内心也是欢迎,每个人对我的态度、方式不同,但初衷都是一样的。"他用善意去解读每一个人。

这次上课的经历给我最大的收获:最有效的胎教就是父母每天都和胎儿交流,表达对他的到来由衷的欢迎。胎儿感受到自身的价值,奠定了他最原始的自信心,当他出生之后,与父母建立健康安全的依恋模式的概率就特别高。

【丽珊女性幸福心理学】

孕妈咪与胎儿互动分为不同的层级:

第一层:因为各种原因,孕期的母亲难以得到老公的关心,她本人处于焦虑、不安之中,就会给孩子传递负能量。孩子出生后易焦虑、自卑、拒绝与人沟通。

第二层:母亲缺乏爱的能力,只是照本宣科,机械地给孩子听听音乐,让孩子知道外界的声音。孩子出生后表现平平。

　　第三层：母亲有爱，将孩子看成自己生活中的一员，通报着他们的行踪，让孩子有安全感。孩子出生后易获得安全感，善于与人沟通和交流。

　　第四层，也就是最高层次。父亲和母亲一样有爱，父亲每天与妻子见面的第一件事就是和孩子打招呼，表达对孩子"入伙"的高度期待。孩子在潜意识中有强烈的归属感，生命能量旺盛，具有成功的潜质。

老大还没有见到弟弟，就已经不正常了

多生家庭孩子之间关系是否和睦相处完全看父母如何做。如果年长的孩子因为有了弟妹而升级为父母的助手、弟妹的榜样，他就会欢迎家庭新成员。

From: 曾润荣(外资高级管理)

我的大女儿今年3岁多了，原来一直是乖巧的女孩。但最近一段时间以来，不知她撞了什么邪，行为怪异，成了我家的混世魔王，有的时候简直不可理喻、令人发指。她从小是由奶奶带大的，生活能力不是很强，但基本的规矩是懂的。现在她经常在小尿桶里尿尿后，把尿倒到地上；吃饭特别慢，只要我们催她，她索性就将剩下的饭扣到桌子上。我现在有六个多月的身孕，本来就特别累，她又无端地给我制造了很多的麻烦，跟在她后面有干不完的活。我经常警告她，弟弟马上就出生了，又会多很多的活儿，如果她再不听话，就把她送到外婆家，不要她了。她不但没有收敛，反而更加变本加厉地捣乱。

女儿昨天做了让我震惊的事情，她冲着我的肚子摆出各种狰狞的表情，还存心撞我的肚子。我问她为什么这样，她说她恨弟弟，就是因为有他了，妈妈才不要她，她要弄死他……丽珊老师，您说这孩子怎么这么歹毒呢？

老公也看不惯女儿的各种行为，告诉我，以后她再捣乱就打她，一定在弟弟出生之前把她捋顺了，不然等弟弟出生了，她如果真的伤害弟弟就麻烦了。丽珊老师，您说打她管用吗？

To：润荣

　　站在你的角度，女儿的确有些"不懂事"，妈妈怀孕了，身体上很辛苦，精力上不足，多么希望得到来自家庭成员的帮助呀。如果女儿能够听话些，增强生活的自理能力多完美呀。可惜的是女儿却做出那么多捣乱的事情，无端地制造了那么多的家务，并且还撞妈妈的肚子，与未出生的弟弟为敌，甚至扬言要杀了弟弟。

　　站在女儿的角度，她从天堂掉到地狱的根本原因就是妈妈肚子里的弟弟。因为有了弟弟，妈妈对她不耐烦了，不关注她了，还扬言要把她送到外婆家，爸爸还建议妈妈打她，让她彻底地顺从，而这一切的制造者就是这个还没有见面的弟弟。她不恨弟弟恨谁呢？

　　润荣，怀孕期间，你还需要照顾处于第一反抗期的女儿，的确是够有挑战性的，会消耗很多精力。但如果处理不好，则在女儿的潜意识里留下被遗弃、被暴力对待的记忆，对她未来的成长是非常不利的。那么如何帮助女儿适应家庭中又要多一个成员的情形呢？

　　一是言传身教将爱传递。

　　对于女儿来讲，妈妈肚子里的小宝宝是一个很空洞的概念，她看不见小宝宝，你的任何解释也不能帮她理解。决定她对小宝宝态度的因素是妈妈对她的态度：如果妈妈因为这个宝宝而更爱自己，她就会认为宝宝是好的；如果妈妈因为这个宝宝而疏远自己，她就会迁怒到宝宝身上。毕竟因为有了宝宝之后，她不能再坐在妈妈的腿上玩耍了，每当她接近妈妈时，妈妈都会用手势将她推远一点儿，保护肚子里的宝宝。理解了孩子的失落之后，如果你希望女儿爱弟弟，就必须让她感觉到妈妈更爱她，更重视她。比如每天你要亲亲女儿，告诉她，她成为姐姐了，是妈妈的小助手，以后和妈妈一起爱护弟弟、帮助弟弟。让女儿摸摸妈妈的肚子，感受到弟弟的胎动，请姐姐和弟弟讲话，教弟弟唱歌，并且将她刚出生时的照片给她看，告诉女儿，妈妈和爸爸曾为她做的事情。

　　二是提高女儿的生活自理能力。

妈妈诚实地告诉女儿,因为怀孕,你会经常感到疲惫、不高兴、丢三落四、不耐烦。让女儿知道"宝宝的成长需要妈妈付出很多的精力,妈妈很累",鼓励孩子自己做事情,并给予孩子及时的鼓励。怀孕的同时,要花时间照顾女儿。让她学习独立照顾自己,并且给予及时的表扬,尽管女儿会因为弟弟而失去了母亲的聚焦,但却成了妈妈眼中的"无所不能"的大孩子、母亲的助手,也是一件很开心的事情。

三是带孩子一起去产检。

3 岁以上的孩子可以带她去产检,听到宝宝的心跳声,她会分享到母亲的快乐,也为自己参与整个孕育过程而骄傲。怀第二胎时,母亲会担心自己爱老二超过老大,老二成为自己和老大之间的鸿沟。其实只要你放轻松,两个孩子都是你的宝贝,并且邀请老大和你一起迎接老二的来临。

四是鼓励姐姐与弟弟心连心。

如果已经给老二起了名字,就让姐姐每天喊着名字和弟弟说话,宝宝23 周时就能听到声音了,让他更早地认识姐姐。让姐姐和你一起为弟弟准备物品,在准备过程中回忆她的成长历程。这样做既消除因为怀孕而忽略了孩子,降低妈妈对老大的内疚感,又可以避免老大对失去母爱产生焦虑。

【丽珊女性幸福心理学】

家里要多个弟弟或妹妹,对于老大来讲如果是被剥夺,他肯定会迁怒到弟弟或妹妹身上。为了引起父母的关注,他们会尝试着用"乖"来吸引大人的注意,但当"乖"无法引起父母发自内心的关注后,他们则会通过"问题行为"来吸引父母。而父母的指责、训斥,甚至暴力都会让孩子再次坚信,弟弟或妹妹是罪魁祸首。

邀请老公全程参与孕育的过程

夫妻间无论在什么时候有些话是永远不能说的,说了就会成为夫妻之间难以走出的伤害。

From: 蔡玲

丽珊老师,我现在怀孕8个月了,心里充满了痛苦。老公对我不理不睬,他已经决定下个月去南方某个旅游景区的香格里拉酒店做总经理。那就意味着我分娩时他不在我身边,并且未来也是我一个人带孩子。

我在银行工作,在过去的三年中都是我收入比他高很多,我属于刀子嘴豆腐心那种人,说得出伤人的话却做不出伤人的事。他始终认为我瞧不起他,也瞧不起他们家的人。无论我说什么他都朝着不好的方向去想。刚怀孕时,我特别兴奋,特别希望他能经常陪着我,但当时他刚刚跳槽,这是他咸鱼翻身的难得机会,为了让他安心工作,我就说你不用管我。他说:"你瞧不起我,但你肚子里的孩子是我的,他可瞧得起我、需要我……"我一听他说我瞧不起他就特别生气,我如果真瞧不起他会嫁给他吗?他就是不自信,内心阴暗。所以我赌气地说:"你怎么就这么肯定我肚子里的孩子是你的呢?"他狠狠地瞪我一眼之后,就再也不靠近我了。丽珊老师,您说他多小心眼呀!他难道真的不理解我是为了让他安心工作吗？

　　如果他走了，那只有他姐姐照顾我的月子，可我和她的关系不好，我老公觉得我瞧不起他也多半是听了他姐姐嚼的舌头，如果我让她照顾月子岂不掉在她手里了？丽珊老师，我昨天求老公在我生孩子之前别去南方，他狠狠地推开我的手说："你找孩子的亲爸爸去！"这是什么话呀？难道他真的以为这个孩子不是他的吗？

To: 蔡玲

　　我真的为你和你老公的婚姻质量和婚姻走向担忧了。你们的婚姻"先天不良"，你对自己性格的解释是"刀子嘴，豆腐心"，你知道自己说得出狠话干不出狠事，但你理解对方的内心感受吗？影响沟通效果的不是你说了什么，而是对方听到了什么。无论你说什么，只要对方不舒服了，你就需要调整。在你老公跳槽之前，他的收入比你低，内心本来就自卑，你再没事"刀子嘴"一下，你说他怎么可能不理解为是你瞧不起他呢？

　　你老公终于跳槽成功，你不想因为自己的怀孕而影响他的工作的确是好心，但"你怎么就这么肯定我肚子里的孩子是你的呢"，这是什么话呢？原本你们的感情就不稳定，你又这么说，估计他真的信以为真了。你这句话会成为他难以走出的阴影。

　　怀孕了，就应该邀请准爸爸参与整个怀孕过程。男人对于妻子怀孕的投入程度完全因人而异。有的在得知妻子怀孕的第一秒起就变得超级无敌体贴，他们会主动积极参与到怀孕的全过程，并对即将成为父亲这件事高度兴奋，很快就"入戏"了。也有一些准爸爸却只在乎一些他们即将短期失去（比如畅快淋漓的性生活）和长期失去（妻子眼中唯一重要的人）的权益。有的还会为孩子出生后的经济支出而担忧。

　　作为妻子，要和老公充分分享怀孕，用"我们有了孩子，属于我们俩的孩子"之类的话将老公带入孕程。无论什么决策或购买什么东西，都不要你一个人做决定，要和老公好好商量，你们共同决定，让他逐渐加深你们已经有孩子的印象，并积极去适应这种改变。

　　怀孕的过程，准妈妈因为生理变化而造成情绪处于剧烈的波动之中，此时要以积极的态度面对,和老公分享自己生理上的变化,自己内心焦虑或紧张的是什么,而绝不要抱怨,"为了给你生孩子,我受了这么多的罪","为什么两个人的事情要我一个人承担,你却逍遥法外……"

准妈妈一定要和老公一起接受产前训练和体能训练。夫妻要共同了解更多的怀孕知识,老公通过科学的方法了解妻子怀孕和分娩过程的艰辛,由此对准妈妈产生敬意和关爱。在这样的活动中让老公有机会与其他的准爸爸一起分享陪伴妻子怀孕的感受。悄悄地告诉准妈妈,一定要选择模范准爸爸给老公做朋友哟,"近朱者赤"呀,你懂的!

让老公觉得你需要他。当妻子肚子里的小世界开始运转时,准爸爸有些失落,他们会觉得妻子已经不再需要他了。少数男人在妻子提出要求之前,便可以通过直觉知道她想要什么,但绝大多数准爸爸,如果妻子不亲口提出要求,他们永远不知道妻子心里想什么了。准妈妈要清楚地告诉老公自己的需求,而不是事后埋怨他们不体贴。请他每天多次轻抚肚子和孩子对话,让他和孩子建立起父子感情。

蔡玲,你一定要紧紧抓住老公出发前的时间,和他充分沟通,消除他对你的误解。如果你觉得自己难以完成这样的任务,可以向婚姻指导师求助。

【丽珊女性幸福心理学】

"刀子嘴豆腐心"是最悲剧的人生,无论你的心有多么的"豆腐",你的刀子嘴已经伤害到人家内心了,所以无论你如何付出,人家都难以感受到。

胎停孕，让我万念俱灰

第一次婚姻因为家族遗传疾病而放弃怀孕，万般美好的第二次婚姻却遭遇胎停孕，这对于一个女人来讲肯定是一种难以走出的伤痛。

From: 刘幼婷

丽珊老师，我今年35岁。这35年来，我将人世间所有的痛苦都经历了，我真的不敢再活了，不然还不知道遇到什么极端的悲剧呢。

先说说我的婚姻。我大学毕业后就与相恋四年的男友结婚了，不久怀孕了，但他坚决不要孩子，没有任何理由。胎儿三个月大时，他说如果我不堕胎就和我离婚。要孩子还是要婚姻？那段时间我几乎彻夜无眠，我不明白为什么让我在这两者之间选择。我当时脑海里一直回响着一个声音：这是我今生今世唯一的孩子，如果不要以后也不能有孩子了。我竭尽全力地保全孩子。最后他告诉我，他们家有家族遗传，已经有两个小孩遗传了。我的天塌下来了，我整整哭了三天，去医院做了流产。我和他的关系也由此进入了寒冬，我觉得他是骗子，和他恋爱这么多年，他丝毫没有和我透露一点点消息。如果在恋爱时他告诉我了，我肯定不会和他结婚。开始他还安慰我，并且保证以后好好照顾我。但慢慢地他也烦了，有一次他很激动："你和我离婚吧，你找一个能生孩子的男人；我找一个现成有孩子的女人……"我们维持了一年的婚姻，还是离婚了。

离婚之后，我特别痛苦。当时正好公司要派我们部门的一个人去上海分公司，我就报名去了上海。现在未婚的剩女都这么多，像我有过婚史的就更难找了。我很绝望，觉得自己遇到一个骗子，就意味着一辈子的背运都顺不过来。去年底，我回北京经人介绍认识了现在的老公，真是老天眷顾我，我对他特别满意，相识两个月我们就结婚了。我也向公司提出调回北京的申请。

公司特别尊重我的请求，很快就将我调回来了。三年的离开真是物是人非，同部门一位当初和我关系还不错的同事每天都挑我的毛病，还冷言冷语，说什么公司是我们家开的，和男人离婚了，想开开眼界换个心情就去上海；现在在北京找到男人了，又回北京……我和老板反映了这个情况，老板说现在正面临着部门选拔经理，在我回来之前她的胜算最大，但因为我的资历和级别比她有优势，她肯定对我的回来不满意。

我心里清楚了她的感受，她再无是生非时，我就挑明了，告诉她，我不和她争职位，但她说不要这种"嗟来之食"的感觉，扬言公平竞争。我真的不是她的对手。老板为了息事宁人，告诉我，北京公司马上要设立一个新部门，我去那里就好了。为了避免和她见面，我希望尽快怀孕，趁着新部门建成之前将孩子生下来，以后就全身心投入工作了。天遂人愿，我还真的怀上了。两个月时我就有胎动了，但怀孕九周 B 超未见胎心。医生告诉我胎停孕了。我又没流过血，怎么孩子就会没了呢？婆婆和老公每天好吃好喝伺候我，我怎么和他们交代啊？医生告诉我可能是精子问题，也可能是卵子问题，现在这种情况越来越多。丽珊老师，我特别恐慌，当初前夫让我堕胎时，我的内心就有一个声音，"我以后不会再有孩子了"，还真的应验了。

我无法接受这个事实，担心是医院弄错了，就疯了似的一家一家去了 20 多家医院检查，我希望有一个医生告诉我胎儿是正常的。但非常遗憾，检查的结果都是一样的，我坚持要保胎，有的孩子发育早，我的孩子可能发育晚。但医生说这是不科学的，我才不管呢。后来医生说死胎对我的身体有害。老公安慰我，抓紧做手术，以后还可以再怀。手术后我一直赖在家里，不愿去公司，担心人家表面上的悲悯，而内心却在看我的笑话。

我悲伤、失落、痛苦，那是一种从天堂摔到地狱的感觉。每每想到孩子在子宫里长长就不长了，就死了，我的内心就充满了恐惧。子宫本应是孕育孩子的地方，但我的子宫却成了孩子的坟墓。我觉得是命运捉弄人，不知道自己到底做错了什么，怎么会有这样的报应？一位信佛的朋友带我到寺院里超度，好像说起我前世做了什么恶事，是来寻仇的。我浑身都起鸡皮疙瘩。丽珊老师，您说我以后还会怀孕吗？如果再怀孕又出现胎停孕我可真受不了。可不怀孕，我老公和婆婆怎么看我？别人生孩子那么容易，为什么到我这儿就这么费劲，这么惊悚呢？我每天睡不着、吃不下的。

To：幼婷

　　你现在所有的负性情绪都是正常的。对旁人来讲，胎停孕没有什么大不了的，再怀一次不就好了吗。相信没有经历过胎停孕的人永远无法想象胎停孕的人所承受的痛苦。胎停孕和流产还不太一样，尤其是外部伤害造成流产，是因为客观问题，而胎停孕完全是自己身体内部的问题。这对于承受丧子之痛的女性而言，是需要花相当长的时间来治愈心理创伤的。不可能有勇气马上再怀孕，并且她对自己的身体不再有信心了。

　　胎停孕是最近几年经常听到的病例，容易发生在30岁以上怀孕的白领身上。都市女性普遍晚育，或许还不能算作胎停孕的一个必定原因，但却是一个不容忽视的原因。高龄产妇易并发妊娠期糖尿病、妊娠高血压、心血管疾病，这些因素都可导致胎停孕。

　　其实胎停孕真的不是一件大坏事，这是人的自然选择。我们都知道古代欧洲斯巴达曾是最强大的部族。为了保持本部族的强悍，他们对生下来的婴儿进行筛查，将体弱的婴儿直接扔下悬崖，而留下的都是强壮的。现代产科技术太发达了，让许多本来就发育不好的胎儿生下来，随着成长，他们与同龄人的差异就会显露出来，如果未来他们再生育就会将不良的基因继续传递给后代。

　　幼婷，巨大的悲痛让你联想到第一次怀孕时的情境，甚至产生了宿命的想法。幼婷，我觉得你前夫并不算是骗子，恋爱时他可能根本没有想到结婚生子，也许家族遗传的问题并没有显露出来。你怀孕后，他开始关注家族中的孩子，当他了解到有家族遗传问题，马上叫停风险很高的怀孕，是明智的、科学的。而"这是我今生今世唯一的孩子，如果不要以后也不能有孩子了"则是你的应激反应，也很正常,当时你肯定不会想到离婚,更不会想到找一个健康男人再怀孕。所以这句话和这次胎停孕之间没有任何必然的因果联系。

幼婷,胚胎停育的原因主要有四个方面:第一是生殖内分泌方面,因为胚胎早期发育的时候,需要三个重要的激素水平,分别是雌激素、孕激素、绒毛膜促性腺激素,如果母体自身的内源性激素不够,就满足不了胚胎的需要,就会造成胚胎的停孕。第二是生殖免疫的问题,如果自身有某种抗体,也会抵制胚胎的发育。第三是子宫的问题,子宫里的内环境和子宫整体的环境都有可能对胚胎有影响,内环境就是子宫内膜,如果太薄、太厚都会影响着床,或者是子宫畸形也不会发育。第四就是染色体的问题。我建议你和老公要接受系统的生理检查,查找病因,比如染色体、优生四项、抗体、激素六项、精子、衣原体、支原体等,找到问题的根本,以便改善。

幼婷,35岁以上的女性在怀孕时出现问题的可能性的确要高一些,容易出现胎停孕、流产。产科医生认为,一位35岁身心健康的女性在怀孕时,除了发生染色体基因变异的概率较高之外,其他各方面的状况应该与其他孕妇没有太大的差异。我觉得你在怀孕之初太过紧张,处于焦虑状态可能是胎停孕的最重要原因。幼婷,你对孩子的期待太高了,一是借助怀孕、生子来转移自己与同事之间的矛盾;二是你对老公太满意了,婆婆又对你很好,你希望生孩子来回报他们。你太焦虑了。在下次怀孕之前,你一定要与心理咨询师建立联系,先解决内心的焦虑,以平和的心态等待宝贝的来临。

【丽珊女性幸福心理学】

为什么我是人群中最倒霉的一个?这是许多出现心理状况的人共同的思维方式。当我们对某些事过于看重、赋予太多含义时,焦虑的心理状态会让我们离成功越来越远。

我付出那么多,却还要剖腹

都市白领都崇尚科学和时尚,自然分娩成为她们追求的目标。一旦因为各种原因剖腹,就会将潜意识中的痛点全面点燃,陷入深度的自卑之中。

From: 钟玲

我产后抑郁了。我本来对于自己是否能够生养孩子就没有信心,幸运的是怀孕过程非常顺畅这让我有了坚定的信念,但生孩子过程使我意识到,我就是彻头彻尾的低能儿。我缺乏基本的自信,比如在学生时代,尽管成绩一直不错,但我始终没有认为自己是成绩好的学生,每次考完试都觉得肯定是班里最后一名。升入大学,我因为不自信,不敢主动跟人交流,没有交到什么朋友。大一下半年,我很纠结地陷入了自己的第一段感情。一方面我觉得这份感情根本不会有未来,另外一方面又期盼那份关心,担心如果拒绝了他,很可能整个大学时代都不会有人爱我了。

我既不知道自己适合什么样的,也不知道如何与男生相处,所以我们经常吵架,提到分手,他有一次竟然还掉眼泪了。我既被他感动,又觉得男生不应该这么容易掉眼泪,毕竟他是唯一真心对我的男生呀。我爸妈坚决不让我和他交往,我答应了。可是回到学校,见到他,又将父母的话置于脑后了。就这样,我的地下恋情一直持续到大四考研找工作。那个时候要决定去向了,父母不让我离开北京,男友为了我,在北京找了工作。我考研失败的经历又将我之前的所有自卑勾起来,整个人沉沦了。幸好之前校园招聘时,我报考了一家上海公司,人家还要我,我只能去上海了。我和男友坚持了一年异地恋还是彻底断了。

工作后我认识了现在的老公,他比我小两岁,是典型的理工男,尊重规则,缺乏起码的弹性。我们之间的交往,在很多人看来我一直处于劣势,他经常在各种场合肆无忌惮地批评我。刚结婚时,我想生孩子,他却说年轻人要先发展事业,为企业创造财富,再考虑个人的生孩子问题。况且我的心智不成熟,怎么能带孩子?我觉得他说得有些道理,我基本没有承担什么家庭任务。比如当时装修新房,都是他跑来跑去操持,我只需要告诉他我要什么样的效果。这样的事情累积多了,让他觉得我是个缺乏家庭责任心的人。我之前觉得如果他愿意多担当一些,让他嘴巴上面沾点光也无所谓,但是最近两年我们却时不时为了嘴巴上面的东西而吵架。他跟我都越来越敏感,有时候只是一句话起头,就要争吵半天。这样的争吵很耗损彼此的爱。

我快三十了,他才答应要孩子。我怀孕的状态比自己想象得好,老公对我的表现也很满意,他说如果知道我能这么顺利怀孕,不给他添太多麻烦,早就要孩子了。自从怀孕之后老公就拒绝性生活,他说为了孩子的健康一定要多多克制,我曾要求过几次,都被老公拒绝了。不知道为什么怀孕之后我的性欲反而旺盛了,尤其老公不给时,我就更加渴望,最终我就靠自慰来解决。

公司里有七八个准妈妈,我们凑在一起分享怀孕的感受,讨论最多的就是分娩方式,大家一致认为自然分娩对孩子的智力、免疫力都有好处,同时对妈妈的妇科也有好处,整个分娩的过程就像给妈妈的产道进行一次全面的清理和排毒。除了两位怀孕期间发现有子宫囊肿的准妈妈要通过剖腹摘除囊肿之外,其他几位都约好了一定要自然分娩。我当时信心满满,觉得终于有一件我有信心可以独立完成的事情了。

可就在临产前两天,我的腿突然无法动了。当时我都吓死了,腿真的没有任何知觉了,完全不能活动……老公把我抱到医院,医生说胎儿的位置压神经了,无法自然分娩……我当时感觉被命运愚弄了,我再一次体会到那种最深刻的自卑。我觉得一个黑色的旋涡向我逼来,将我牢牢地吸住了。我没有了思维,没有了选择，就像木偶一样被他们抬来抬去。剖腹生下了我的女儿。

女儿出生后，我就有奶水了，但奶管不通畅，憋死我了，又按摩、又吃药，我遭了很大的罪。管路通畅了，孩子却已经吃惯牛奶了，她不吃母乳，月嫂说孩子嫌吸我的奶太累。我当时就像癫狂了一样，硬是将奶头塞进孩子的嘴里，她越反抗，我就越要她吃，结果孩子大哭，我也泪流满面。我真的太绝望了。

现在孩子吃母乳了，但每次要吃1小时40分钟，我很累，总有要饿晕的感觉，可真的吃饭又吃不下。老公说我又开始折腾人。月嫂说别的妈妈十天就可以适应白天睡觉、晚上照顾孩子，我觉得自己什么都不如别人。白天睡不着觉、晚上老公带孩子，我自己睡觉还不断地做梦，并且都是惊恐的梦，比如被巨蛇缠身。

丽珊老师，我分娩之前就在网上查了产后抑郁的症状，我觉得现在自己的状况完全符合，并且越来越厉害了，我总是心悸，喘不上气。我经常一夜不睡，觉得自己马上就疯了。我根本没有能力把孩子带大。

To:钟玲

看了你的经历，我觉得你现在的所有反应都属于正常的。我们简单地梳理一下造成你今天状态的原因吧。首先，你临产和产后的经历与你怀孕时的预期形成了强烈的反差，加重了你心理上和身体上的不适应。其次，在你成长中，潜意识中的痛点太多了，缺乏自信，产后的状态全面点燃了你的痛点，并且泛化了，由此引起情绪上的剧烈波动，负性情绪又加重了身体上的不适感，身心陷入死循环。再次，你和老公之间存在一些沟通上的问题，尤其是怀孕之后的性压抑使你积聚了大量的负性能量。最后，你给自然生产赋予了太多的意义。其实问题并不像你想象的那样不可克服。

首先，有产后抑郁倾向的现象非常普遍，并且特点明显：高学历多于低学历；城市女性多于农村产妇；剖腹产多于自然分娩。一般发生于分娩后2~4天，50%的产妇会有情绪不安、闷闷不乐或易哭的情况；10%~20%的产妇会感到容易疲倦、失眠、提不起劲、食欲不振等情况；极少数的产妇则会出现恐惧、幻觉、生活在多疑之中。你不是最"倒霉"的那一位。

其次，城市白领仔细研究了各类资讯，通常会发现她们是有能力降低剖腹产的概率。产妇如果自觉已经尽了全力在准备顺产，一旦改为剖腹产会沮丧。其实,剖腹产不代表你比别人差劲,毕竟你经历了漫长的怀孕期,孕育了小宝宝,让他在你的子宫里成长,只不过最后的出口和当初的设想不一样。许多人认为剖腹出来的孩子不如顺产的孩子健康。其实要看为什么剖。如果发现宝宝在分娩中有窘迫现象,却还继续等待自然分娩,则可能危害宝宝的健康。据产科专家西尔斯说,宝宝怎么出来与他们的健康状况并没有太大的关系。决定分娩方式的因素很多,比如胎儿臀位、脐带绕颈、生殖器疱疹等等。你应该感谢现代产科技术。你当妈妈了,而且生出来的孩子是健康的,难道这不是最重要的吗?

钟玲,你的个性中的确存在一些问题,内在的痛点非常明显。临产前身体的变化激发了你之前的所有痛点。我接待的许多产后抑郁的女士都是因为各种原因剖腹了,她们觉得失败,击重了痛点,"每到关键时刻,我肯定是失败的"。

生育孩子对于夫妻双方都是人生重要的改变,充分的心理准备是很必要的。借这个机会我想和钟玲的老公说两句。你是一位对家庭、对妻子、对孩子都很负责任的男人,是个纯爷们。为了孩子的健康,自从钟玲怀孕就不再做爱了。我能想象出你是如何克制自己的,但却忽略了女性怀孕期间也有性爱需求,你的坚决不做爱使钟玲内心充满了压抑和痛苦,加重了她的心理压力。怀孕之后,只要你们的姿势合理,完全没有问题。

好了,下面我要和钟玲说说你如何改变自己的状态了。第一,要好好地打扮自己,服装鲜活,思维就会鲜活。第二,要坚持运动,出了满月就可以找一位健身教练,他们会根据你身体的状况循序渐进地安排运动方式和运动量。身体强壮了,精神自然会好起来。

钟玲,我给你讲一个故事,一位著名的心理辅导师在台湾举办"告别产后抑郁"的心理讲座,培训师说,人如果长期处于紧张、抑郁的状态下体内会分泌毒素,将这种毒素提取能够毒死实验用的白鼠。此时一位妈咪在台下大哭起来,她讲自己的两个孩子都在很小的时候夭折了。本来生下来白白胖胖的,后来就越来越虚弱,最后夭折。听了讲座,她明白了,每次生了小孩之后她的心中充满焦虑,经常为一点小事和老公大吵大闹,每次吵闹都将婴儿吓哭,妈咪就抱过孩子喂奶,这样她体内的毒素进入孩子体内。产后抑郁夺去了她两个儿子的生命。

所以在你的心理状态调整好之前一定不要急于给孩子喂奶。

生命因为生育孩子而完整,这种完整需要新爸爸和新妈咪不断地调整自己的角色,不断地更新自己的意识,使婚姻生活因为有了孩子而走向成熟、真实与和谐。

【丽珊女性幸福心理学】

　　分娩对于女士来讲是重大生活事件,每个人的潜意识都存在一些痛点,如果生产不顺利就会引爆痛点,陷入深度的自责、内疚和痛苦之中。

抑郁母亲的子宫剥夺了孩子的健康

母亲的子宫是胎儿身体发育全部营养来源,如果母亲吃得营养均衡,"一人吃两人补",孩子就会强壮;母亲的精神世界是孩子心理的发源地,如果母亲心态平和,幸福快乐,孩子的心灵天空就万里无云。要想让孩子身心健康,父亲就应该好好地爱孩子的母亲!

快乐坚强且事业有成的方林洁自杀未遂。她的闺蜜得知消息后第一时间拨打了教育心理机构的电话,预约与丽珊老师的咨询。

脸色苍白的方林洁在闺蜜的搀扶下走进我的咨询室。她的朋友率先介绍方林洁的情况。"她倒霉就倒霉在嫁给李浩了,当时我们大家都不同意,她看琼瑶小说看多了,被毒害得不浅。"笃信爱情的方林洁下嫁给李浩,李浩却不断地拈花惹草;婆家人际复杂、经济窘迫、处事刁蛮使方林洁难以融合;怀孕生子使方林洁陷入"弱势",郁郁寡欢的她早产了儿子体质虚弱,总是闹病,4个月大的孩子,住院时间加起来快两个月了。曾经在职场叱咤风云的策划部经理方林洁因为生孩子面临着转岗,她的人生拐向了绝望……

方林洁一直默默听着闺蜜介绍情况,不时地点点头。

没有祝福的感情是一切的开始

方林洁出身于世代知识分子家庭,从小家长对她的要求就十分严格,不准她和男生接触,这使她升入大学之前根本没有和男生接触过。李浩是第一个关心方林洁的异性,无论她说什么,他都百般逢迎,宁可自己不吃饭也给她买个蛋挞。方林洁总是被李浩的"爱"感动得热泪盈眶。

李浩告诉方林洁,她是他的天使,他是李姓大家庭十多个同辈孩子中唯一考上大学的人。他家庭的复杂、经历的坎坷让方林洁大跌眼镜,完全超出她的想象。李浩说方林洁给他带来了力量,他要像爱护自己的眼睛一样爱护她。父母知道她恋爱后坚决不同意,在他们眼中单纯的女儿根本无法适应那样的家庭,生活的艰难会在李浩个性中留下烙印,在未来的生活中会有很多的摩擦。但方林洁根本听不进去,一是出于好奇,她从来就没有接触过像他们家这样的家庭。二是内在自卑,她身边没有其他男生。

方林洁选择与李浩谈恋爱与她的家庭教育有着直接的关系。在心理咨询中,我接触过大量类似方林洁的女生,家教严格使她们不懂得如何与异性交流,家境的优越又使她们自然流露出"清高",拒人于千里之外。她们不了解这些深刻的原因,只是因为男生不喜欢与她们交流而陷入自卑之中。当她们遇到敢于与她们交流的男生时,就会飞蛾扑火般地接受"爱情"。女孩在青春期不与男生接触会使家长很省心,但她们在恋爱中的表现则完全不靠谱。

李浩说为了让方林洁的父母接受他,减轻她面对的压力,奋发图强考研究生。在补习期间,他向一个女同学示爱,方林洁发现时,李浩的解释只有一句:你们家不同意你和我在一起,我对这份感情没有信心。

方林洁的自尊心遭到巨大的挑战,像他这样的人都可以背叛自己,那条件更优越的男生岂不更加不可信?这个事件激发了方林洁,为了维护自尊,她一定要拯救这份感情。经过一段时间的调整,李浩放弃了考研补习班,他们又恢复了平静。

长辈费力不讨好地一再强调"门当户对"却不被年轻一代接受。孔雀女与凤凰男的婚姻是极具挑战的婚姻模式，女方为了缩短男方与自己家庭的差距，会鼓励他努力学习和工作，面对这种鞭策，男方感受到"被瞧不起"的压力。在日常生活中，无论女方做什么，男方都会将"你和你们家都瞧不起我"作为前提假设。他们难以走出自己内心的"被害妄想"。往往通过到婚姻以外去寻觅不如自己、崇拜自己的女士偷情，找到"大男人"的感觉。

家庭矛盾成了丈夫到处留情的最好借口

他们在没有祝福、没有物质基础的情况下结婚了，方林洁住进了婆婆家。那个时候她才真正体会到不同的生活环境的人组合在一起是件多么痛苦的事。他家人都粗门大嗓地说话，不了解内情的人会以为是吵架。婆婆练功走火入魔，装神弄鬼，总将方林洁当成假想敌谩骂。方林洁每天不敢在李浩前面回家，独自面对他们家的人，索性在公司不知疲惫地干活，很快就成了策划部经理，她的许多创意都被评为年度最佳创意。面对妻子的成功，李浩不但不高兴，反而鄙视她们公司水平低，这么没有脑子的人都能得到创意奖。打击妻子成了他找回自信的唯一途径。

方林洁建议李浩多看看提高情商的书，同时告诉他与人交往中的礼仪，李浩一点都不接受，他的偏执越来越明显，自己不脚踏实地地努力，还总是说他们家拽了他的后腿，周围同事瞧不起他的出身。他们在一起的共同语言越来越少。

来自完全不同状况的原生家庭的两个人，如何求大同存小异将婚姻妥善经营是一个重要的生命课题。我们所说的"大同"是指婚姻双方走到一起，将婚姻进行到底的初衷。"小异"是指原生家庭对人的价值观、个性、人格成长、人际关系、情绪管理、事业发展的轨迹和可持续性产生潜移默化的影响。进入婚姻之后，当双方卸下"女为悦己者容"的粉饰，不再刻意美化自己来赢得对方的欢心，还原生活的本真，甚至审视对方的标准和模式是否合理时，双方由恋爱阶段的"虚拟化"步入柴米油盐的真实生活。差异、矛盾、冲突接踵而至。处理得当会"执子之手，与子偕老"；处理不当则不仅影响婚姻质量、幸福感，有的甚至会影响生活质量,进而出现婚姻解体。

　　婚后不久,方林洁做策划案需要查阅一些书籍,因为居住拥挤,她的书都放在纸盒子里,找书时她发现书少了至少三分之一,她很奇怪追问李浩这些书到哪里去了?他支支吾吾地说借给同事了,她并没有太在意,告诉他抓紧拿回来,他满口答应,但过了一周还没有把书要回来。她觉得有些蹊跷,再追问他就不耐烦了:"我们人穷志不短,不会偷你东西的,借给人家就追着要,多不好意思。"他问方林洁到底想看哪本,他买来就是了。方林洁这次觉得问题的严重,他肯定故技重演,又讨好别的女的去了。

　　在方林洁的坚持下,李浩不得不让她和女同事见面了。《爱情心理学》《男人的困惑》《我的100个时尚单品》都是当年他送给方林洁的书,女同事说李浩非要借给她,尽管她一再表示根本没有时间看,但他还是每周都送给她两三本……她特别无奈,在办公室弄了一个纸盒子放这些书……"丽珊老师,您能想象我有多丢人吗?自己的老公像条癞皮狗一样缠着别的女人……"这事之后,李浩辞去工作。"他说他不愿回家面对我与他家人之间的矛盾,只是想和谁聊聊天而已,我都不能允许。'别的男人泡女人得花钱,我只是拿家里现成的一些书都不行……'"

　　方林洁觉得李浩这个毛病很难改变,她认真考虑是不是趁没有孩子就结束这段婚姻。人算不如天算,就在这个时候,她发现自己怀孕了。"我都快30岁了,我希望有个孩子,和他分开的念头就打消了。"

　　方林洁没有想到怀孕使她完全陷入弱势状态。首先是妊娠反应剧烈,前三个月吃什么吐什么,后来就是不吃也吐,每天她支撑着虚弱的身体去输液,李浩没有陪她去过一次,大夫在背后议论她可能是单身母亲。李浩总是找出各种理由不陪方林洁做体检。方林洁就像电视剧里的怨妇一样,不停地给他打电话,直到他的手机没电了彻底关机。"他不接电话,我就联想到他对那个女人献媚,甚至上床……在我心中他就是一个下贱的男人。"晚上回到家,他总是黑着脸,"你没完没了打电话干什么?你难受,我回来你就不难受了?"

　　"他家里人总是阴阳怪气,婆婆找了一个算命的,说我肚子里的男孩是她的克星,孩子生出来,她的寿数就到头了。婆婆话里话外希望我打掉这个'灾星'。

可笑,就他们家一贫如洗,还需要'灾星'吗？我看透了他们家人的人性,几乎天天以泪洗面。但我不敢回娘家,不敢跟娘家人说这些,我是咎由自取呀。"

怀孕期间夫妻的性生活明显减少,双方产生疏离感是很自然的,此时方林洁觉得丈夫不再需要她,自己在丈夫面前没有了女人的魅力和吸引力,尤其是李浩曾经有过两次情感上的擦边球经历,使方林洁感到自己的婚姻出现了巨大的裂痕,方林洁内心产生强烈的失落。

母亲在怀孕期间的负性情绪都会影响到子宫里的孩子,一方面会影响孩子的性格,比如自卑、退缩,这要等到孩子1岁以后才能发现;另一方面就是影响孩子的体质,母亲情绪的低落造成食欲不振,直接影响孩子营养的摄入,同时负性情绪也会影响孩子的身体。

孩子的来临激化了各种矛盾

孩子是早产的。出生时才3斤多,大夫说放进暖箱试试。李浩埋怨我太娇气,嘴不壮,多吃点也不会让孩子这么小,花这么多医药费还不知道是否能够活下去。我当时真恨不得杀了他。

孩子刚出生时,我有奶,但他和他家人总是用各种方式气我,最终奶被气回去了。

我抱着孩子,总是情不自禁地流下眼泪,我能把他抚养大吗？如果我死了,他落在后妈手里还能活吗？如果我和李浩离婚,我要再婚的话,人家会待见他吗？白天李浩不在家,我听他们家人说话都会心跳加快,窒息,我盼望着夜晚他们都睡去,让我安静一下。可睡到深夜,我就会做噩梦,梦到一个影子将我逼到角落里,然后向我的脖子伸出手来,我马上会感到喘不上气。每次我惊醒过来叫醒李浩,希望他能陪我一会儿,他就不耐烦地说:"趁着孩子不闹让我睡会儿,你白天睡多了,晚上就折腾我……"这些抱怨的话还没有说完他又睡着了。我知道他是盼着我死,那样他就自由了,可以随便胡来了。

李浩上个月提升为部门经理了,他更有理由晚回家了,每天回来他都说和一帮男的在一起,他这是此地无银三百两,事后证明他就是在与女人打交道,他很会讨女人的欢心,这一点我是清楚的。他晚上不回来我就控制不住胡思乱想,我想他肯定是和女人在一起,不知在干什么,他就是这样把我骗到手。为了他我众叛亲离,而他对我没有丝毫的怜惜,还干着背叛我的事⋯⋯

自杀那天,李浩又说有应酬,说晚上9:00回来。当时孩子发着烧,我焦急地等着他,过了9:00他还没有回来,我打电话给他,他将手机关了。我又给他的同事打了电话,总算和他通上话了,但他态度很冷,我说你要是再不回来我就死,他在电话里说"你要是疯了,我也没有办法",就将电话挂断了。我真的是万念俱灰,我还有什么活下去的理由呢?

方林洁具有明显的产后抑郁的特征。根据世界卫生组织发表的《2005年世界卫生报告》,抑郁症目前已成为世界第四大疾患,而到了2020年抑郁症可能成为仅次于心脏病的第二大疾病。家庭矛盾是构成精神创伤的主要因素,除了一些客观因素导致家庭矛盾外,家庭成员之间观念上的距离是重要的主观因素。观念的距离使家庭成员之间会出现各种不协调的关系,这种关系必然会破坏家庭成员的心境,更何况这种慢性的、长期的摩擦,使家庭的微环境一直处于问题状态,家庭成员中处于弱势的一方会因为长期难以排除恶劣的心境导致抑郁症。

我请助手将李浩约来,在交流中我发现李浩对婚姻、家庭还是有起码的责任感的,他开始没有想到方林洁是一种病态,只是认为她瞧不起自己的家庭,跟他们作对。当他得知方林洁患上了产后抑郁,他沉默了,眼里有了泪水。我建议:

第一,李浩租一套房子,帮助方林洁离开刺激源。

第二,请李浩站在方林洁的角度着想,一位职业妇女为了生孩子成为生活的弱者,没有了与社会接触的机会,严重地失去了价值感,帮助她重返社会是目前最重要的事情。李浩将自己在公司的几万元住房补贴提前支取,作为资金让她加入股市,因为她有很好的企业基础,很快她的兴奋点转移到了对上市公司的关注上来,找回了自己的社会位置,告别了无助感。

第三,李浩把方林洁带到自己的社交圈子中,将她介绍给自己的朋友、同事,这会消除她的一些担忧。

第四,李浩每天都抱儿子半小时,让他建立和爸爸的情感链接,孩子的体质在逐渐改善。

持续三个月的咨询使方林洁恢复了自我价值观,有勇气回到工作岗位了。

【丽珊女性幸福心理学】

在婚姻中,放弃重新"塑造"对方的念头,尊重差异,顺其自然。许多恋爱中的人总是高估对方身上的"闪光点",下定决心排除万难"重新塑造"对方的"不足",其结果往往是双方筋疲力尽,不欢而散。所以在结婚之前就要一再追问自己:他/她未来就是这个样子,我接受吗?

尊重对方的原生家庭,感恩对方的双亲是优化婚姻情感的关键。在婚姻中出现矛盾是很正常的,千万不要迁怒于对方的父母家庭。婚前要追问自己:他/她就是来自那样的家庭,我接受吗?

心灵作业：你的分娩观是什么

怀孕之后，一定要树立正确的分娩观，那么什么是分娩观呢？就是你希望的分娩方式。分娩除了最终成果之外，整个过程也很重要。

请回答以下问题：

一、在分娩中，我觉得什么最重要？

二、在分娩中，哪些事我会优先考虑？

三、我愿意为这些目标付出什么？

四、为了拥有我希望的分娩方式，我必须做到哪些事？

五、我该读些什么书？

六、有问题的时候，我应该向谁求助，他的专业水准有保证吗？

第五章 化干戈为玉帛才是好妈妈

妈妈内心的宁静才能给孩子带来快乐的心理环境。因为随着孩子的出生，各种矛盾都会凸显出来，包括夫妻间、与双方老人、与月嫂、与幼儿园老师等等。妈妈要稳得住，一切以孩子生存环境的简单、舒适为原则。

生了孩子，妻子变成暴力狂

生孩子使女性内心充满委屈，希望自己所有的要求都被无条件满足，希望从老公和婆家获得精神和物质的补偿。

From:刘彪

我在一家美资的石油公司工作，收入比较不错。妻子周梅在一家公司担任采购工作，比我小三岁。结婚八年，我们总是有摩擦，一直没有要孩子。我和周梅的摩擦主要集中在经济上。她生于农村，有两个双胞胎弟弟，丈母娘从我们结婚之后，就每月找我们要生活费，说她把女儿培养上大学了，现在收入不错，就应该回报，她还得抚养儿子，还得给他们俩娶媳妇。我并不反对她给娘家生活费，我家里也有一个弟弟和一个妹妹，但周梅坚决不让我给家里钱，说我是长子就应该继承家里所有的财产。我说我父母年纪也不大，身体健康，怎么谈得上继承呢？周梅觉得我们家对她不够好，总是把东西给弟弟和妹妹。在我们家，我是收入最好的，怎么好意思再找父母要东西呢？更何况我的弟弟、妹妹还没有结婚，和父母生活在一起，父母给他们什么都是正常的呀。周梅说我的思维方式有问题，我父母趁着弟妹结婚前把所有应该属于我们的都分散给他们了，等他们老了，死了，该我们继承时，家已经全空了。我特别不爱听周梅这么说，好像她和我结婚就是为了盯着我父母的那点点财产。

周梅怀孕后，丈母娘说让我们在农村盖套房子，他们把自己住的房子腾给弟弟结婚，他们先住我们盖的房子，等我们孩子回姥姥家时就有地方住了。我们是双职工，怎么可能经常回老家去住呢？这不明明变相让我给他们盖房子吗？我没有同意，周梅就经常找碴儿和我打架，说我不爱她，不重视他们家，让她夹在中间很为难。

孩子出生后，丈母娘来照顾月子，她看到什么好就收起来，说要带回老家，她的儿子们还没有见过、用过这些东西。甚至我给周梅买的吸奶器还没有用，她直接收起来，说未来她的两个儿媳妇都会需要，到时就不用再买了；我朋友给孩子买的小衣服，她也都收起来……我心里挺不舒服的，她以为我们的钱是大风刮来的？她总是和周梅说要严格控制我的钱，男人手里有钱就会养小三。现在孩子已经 9 个月了，周梅还是不上班，天天神经兮兮的，只要我不在家，她就会每隔 1 小时，打个电话追问我在哪里？生孩子之后，周梅有暴力倾向，说话说急了就会上手打我，我觉得她生了孩子挺不容易的，所以一直忍着。上个月，她让我拿出十万给她母亲，我哪里有那么多钱呢？她坚决不相信，说我将钱都用在小三身上了。胡打乱骂，还从厨房里拿刀砍我。她妈怕事儿闹大了，拦住了她。

我真的怕她，就跑出家门，打车想回父母家。她抱着孩子追出来，挤进出租车，在后座上没头没脸地打我。司机劝她千万别吓着孩子，她根本不听，说要把孩子从窗户扔出去。司机害怕了，把车停在路边，让我们下车。她不下车，继续打骂我，司机报警了。警察了解情况后备案了，建议我们俩暂时分开冷静一下，避免出现激情犯罪。

我父母都是特别老实的人，他们生怕周梅控制不住情绪误伤了我，伤着孩子，不让我回家，让周梅冷静冷静。第三天，周梅带着她的两个弟弟和他们的朋友，二十多人包围了我父母家，叫嚣如果不交出我，就把我们家砸了。我爸爸报了警。

丽珊老师，您说我妻子到底怎么回事？是不是精神上有问题了？可如果她精神上有问题，他们家人为什么还纵容她呢？我不敢跟她过了，我想离婚，但我又担心离婚会让她有过激行为。我现在是左右为难呀。我后悔死了，怎么娶了这么个人，如果知道今天，我就不要孩子了，这孩子未来怎么办呢？太可怜了。

To：刘彪

　　从你的描述中，我觉得周梅有可能是产后抑郁。多年来，我接待了大量的产后抑郁的女士，归结起来造成产后抑郁的成因包括以下几点：第一，对未来生活的无望感。有的产妇在怀孕前并没有做好生育计划，没有稳定的经济基础，对未来生活感到迷茫和沉重。第二，夫妻情感的不安全感，孕程晚期和产后，因为身体条件夫妻间几乎没有性生活，如果丈夫不能以其他方式表达对妻子的爱意和眷恋，妻子会误认为自己对丈夫已经失去了吸引力，产生婚姻的不安全感。第三，社会竞争的无力感。怀孕之后女性的兴奋点都转移到孕育胎儿方面，不再积极关注社会，社会思维进入休克状态，随着孩子的降生，重返职场已迫在眉睫，而自己是否还能胜任原来的工作，是否还具有选择新岗位的竞争力，使产后妈咪感到焦虑。第四，家庭人际的无助感。一个婴儿带来巨大的劳动量，产后妈咪很难承担全部工作，希望得到家庭其他成员的帮助。妈咪因为孩子而丧失了原来人际中的独立地位，变得有求于人，使家庭成员间已经存在的观念差距、行为不和谐表露出来，妈咪的"弱者"地位使她感到无助感。第五，自我形象的自卑感。怀孕时盼着孩子出生之后能恢复如初，但镜子中青春不再的形象给妈咪造成心理失落、委屈，此时是女性心灵最脆弱的时期，希望得到丈夫的柔情和体贴，补偿这种失落，如果丈夫没有做到，产妇则会出现较为严重的抑郁。第六，育儿能力的缺失感。抚育一个孩子实在是太复杂太艰巨的任务了。如果事先没有认真地学习抚养孩子的理论和技能，面对孩子的各种状况会不知所措，甚至怀疑自己是否有能力将这么弱小的孩子抚养成人。产后抑郁严重的妈咪会对孩子采取排斥的态度。

　　我觉得你和周梅的感情本身就存在隐患，她对双方原生家庭的期待不一样：对自己的原生家庭知恩图报，希望全力满足娘家的物质要求；而对婆家的财产则想着全部搜刮过来。从中不难看出，她在人际交往中不能把握合理的分寸感，对娘家过度卷入，而对婆家有些不近人情。她的这些想法得不到有效地调整就会陷入痛苦之中。

　　刘彪，换一个角度来看看周梅的心理状态。你的经济收入不错使她对你的忠诚度有了怀疑，她担心你手里有钱就会弄出婚外情来，所以与其说她是为父母家要钱,不如说是将你身上的钱搜走以保证你的纯洁。女性生产之后对自己没有自信,希望通过各种手段来维护婚姻。

她现在的一些做法已经完全超出了理智,所以我建议在考虑离婚前先带她到三甲医院的心理科进行诊断,如果确实有了抑郁症,该用药就一定要用药,但注意用药期间不要给孩子喂母乳,精神类药物对孩子大脑发育会有一些影响。

基于她和她家人的情绪都很激动,所以我建议你最好请一位你们共同认识、她比较信赖的人出面,和她交谈,并说服她去医院看看。千万不要和她"以暴制暴",造成内心的伤害,毕竟她是你孩子的妈妈。

【丽珊女性幸福心理学】

独立的女性获得幸福的概率最高。因为独立,她不会觊觎本不属于她的一切;因为独立,她不会卷入别人的生活,也不会让别人轻易地卷入自己的生活;因为独立,人际关系就简单了,人生也就幸福了。

月嫂走了,女儿无依无靠

母亲要珍惜陪伴孩子成长的主场地位和优势,不能因为任何理由将孩子托付给其他人。

From:孙艺馨

我和老公在北京,双方父母都在老家,根本无法替我们带孩子。我怀孕时一想到要独立带孩子就很不安,担心自己根本没有这个能力。我很幸运,找到了一个贴心月嫂,女儿从出生就一直是由月嫂带着,月嫂和她的感情十分深厚,每天晚上我下班回家,孩子也不找我,还是跟月嫂玩。我尽管有些失落,但因为白天工作太忙,回到家已经没有任何的精力了,所以常常也就乐得轻松了。晚上月嫂带着女儿睡觉……我发自内心地感谢月嫂,因为有她,我从生孩子到现在都没有觉得太辛苦。我们单位的小姐妹都羡慕我有福气遇到这样好的月嫂。

女儿 10 个月大时,月嫂说她家人生病了,看病、找护工需要支付很多的钱,她懂得一些医学,又会按摩,她要回家就可以减少很多的支出。我真诚地挽留她,并且推心置腹给她分析,如果她回去了,在减少许多支出的同时也失去了在我家的不菲的收入……月嫂没有多说什么,只是请我抓紧时间物色新的月嫂,她可以帮我培训一下新阿姨。

现在选择一个好阿姨真的特别难,这半个月来,我几乎每天想的都是阿姨,见了8位阿姨都不满意,连工作都耽误了。闺蜜告诉我,现在好的阿姨都待价而沽,她是不是变相让我涨工资呀?说句心里话,现在我和老公全部收入的2/5都给她了,这个工资可真不算低了,如果再涨的话,我家就入不敷出了,我老公常开玩笑地说:"我堂堂名牌大学毕业,在企业里当个生产部部长都不如一个月嫂赚得多,要不我去月嫂班进修一下,做月叔去得了……"

月嫂走了,女儿每天都哭得死去活来,不好好吃、不好好睡,看着她无依无靠的样子,我真的心疼,可让我照顾她妥妥帖帖,却真的没有能力,我每天都手忙脚乱,但还是把她弄病了。我每天都给月嫂打很多个电话,询问如何应对孩子各种情况,我每天也不知要哭多少次,我根本没有带这个孩子的勇气。我下定决心,为了孩子,我宁可给她涨工资,实在不行,我再打一份工,也得把给月嫂的工资赚出来,老公没有表态,但我能感觉到他对我的这种表现有些不满。我是独生子女,从小就没有干过这些事情。月嫂说她也想孩子,只是家人的病很严重,如果她回来了,一切都雇人的话花费太大了,难以承受。我一再保证要给她涨三分之一的工资。唉,带个孩子太难了。

To:艺馨

如果单单看你的邮件,觉得你的确挺不容易的,因为是独生子女,从小没有干过很多的事情,自己无法独立带孩子,不得不委曲求全,宁可再打一份工,给月嫂涨工资。但认真想一想,女性在生孩子之前谁又有过照顾孩子的经验呢?但逼到这一步了,也都能独立带孩子,你为什么就不行呢?你邮件的标题"月嫂走了,女儿无依无靠",我对你充满了责问。如果月嫂走了,女儿真的无依无靠的话,只能说明孩子的妈妈不但技能上不称职,态度上也不端正。你生孩子之前难道没有预估过带孩子的艰苦吗?你没有过心理准备吗?你宁可自己再多打份工去支付月嫂昂贵的工资,也不想自己踏实地带孩子,你老公对你的表现不满意完全是可以理解的。

艺馨,你很真诚地介绍月嫂特别好,你下班回家,孩子不愿意找你,你也乐得清闲,孩子依然跟月嫂在一起;夜里孩子跟月嫂睡觉,你保证了睡眠质量,表面上是很轻松,而实际上却失去了与孩子亲密接触、同步成长的机会,你和孩子都对月嫂太过依赖了。如果月嫂不走,孩子和她建立起依恋关系,将对未来你和她的相处埋下巨大的隐患。陪伴女儿成长的过程中,妈妈始终都应该是主体地位,月嫂再好也不能让她成为孩子心目中最亲的人呀,一旦月嫂离开,无疑对孩子构成了情感上"断乳"的感觉。现在你每天需要给月嫂打很多电话询问如何带孩子就是证明你之前带孩子太不用心了。

艺馨,所有的事情都有利有弊,你遇到一位尽职尽责的月嫂本是件好事,你可以和她系统地学习如何在生活上照顾孩子,如何在情感上与孩子建立亲密关系;但非常遗憾,你缺乏学习精神,不但没有学习到育儿经验,而且还失去了与孩子建立亲密关系的机会。现在月嫂走了,表面上你手忙脚乱,苦不堪言,但却使你被动获得在孩子心灵成长关键期建立积极母子互动的机会。

艺馨,踏下心来,认真地研究你眼前的这个小精灵,找到她哭与笑的规律,探索适合她胃口的副食,陪伴她玩耍,了解她的好恶,建立与她的良好互动。你现在不用找 24 小时的阿姨了,你和老公下班回家之后,合理分工可以独立地完成教子和家务劳动。夫妻双方在陪伴孩子成长过程中可以体会浓浓的亲情,增强婚姻的黏合度。你们为爱情的结晶付出的不仅是钱,更需要的是爱,当然还有智慧。

对了,省下巨额的请月嫂的费用,还能让你们的物质生活得到改善,增加浪漫生活的物质基础!

艺馨,有的男士在妻子生产之后也出现情绪低落,有时无法控制自己的情绪,因为一点小事和妻子大吵,负性情绪在夫妻间相互传递和强化,心理学家提出男性也有"产后抑郁"。原因何在呢?

一是由于家庭责任感的增强,生活压力加大。当一个男性成为父亲,他的家庭责任感增强许多,这个世界上有了自己的孩子,自己的生命在延续,而这个生命是需要自己来供养的,于是对工作、金钱的追求变得更加明确而强烈,这无疑加大了精神的压力。

二是由于妻子将感情转移到孩子身上,丈夫的情感出现缺失。丈夫在家庭扮演"赚钱、干活、出气筒"的角色,无法得到相应的情感回报,于是出现情绪的不稳定。同时,你老公真切地感受到你的"娇气"了,别的年轻妈妈都可以担当的事情你却如临大敌一般,他也为你们未来的生活担忧呀。

【丽珊女性幸福心理学】

幼儿心理学家西尔斯创立"亲密育儿"法,他告诉新妈妈一定要准备一个背巾,无论做什么都把孩子背在身上,让孩子的身体时刻都贴紧妈妈,感受到妈妈的喘息和心跳,这样使孩子有安全感。在孩子的生命中,谁也不能代替妈妈。

韦尔奇在他的自传里说:"如果我拥有任何领导者的风范,可以让大家发挥长处,我觉得这都应该归功于母亲。忍耐而有进取心,热情而又慷慨是母亲的特点。"

克林顿曾经说过:"母亲教我永远不要放弃,永远不要屈服,永远不要停止微笑。"在他上学的时候,他母亲总是开车亲自接他,以至于遭到周围同学的讥笑,但是他母亲仍然坚持不改。成功人士的健康成长与他们温柔的母亲分不开。母亲的温柔与永不放弃的精神,是众多成功人士内心永恒的精神支柱。他们强烈的自信心更多来自于母亲坚韧不拔、吃苦耐劳的精神。当他们遇到挫折时,是母亲耐心、温柔地倾听他们绝望的哭诉,是母亲给他们恢复生活的勇气。人在自己最困难的时候,首先想到有一个温暖的地方保护自己,让自己得到充分的休息后再去拼搏。母亲,作为生命源,应该是最先被想到和最可依赖的。

老公得了肺炎，却总是不管不顾

"一个姑爷半个儿"既说明姑爷很亲，也说明亲得有分寸。

From:邱薇

我的女儿7个月了，现在我就像踩钢丝一样，生怕哪一句话激惹了老公，又怕老公把病传染给孩子，唉，我太倒霉了。孩子出生不久，我老公就开始咳嗽、发烧，后来确诊为支原体肺炎，他在家休病假，我能感觉到他特别害怕，总是虚呼，一会儿这难受，一会儿那难受。婆婆和我妈倒着来我家帮助带孩子。婆婆在时对我老公百依百顺，在她眼中她儿子比孙女要重要得多。婆婆的行为使老公错误地定位他是家庭中最需要被关怀和照料的人。老公对自己的病有传染根本就不在意，他喝水、吃饭随便用碗，根本没有顾忌。

我上网查了，这种病发病率很高，无季节性，在封闭人群中可产生小规模的流行。3岁以下幼儿以上呼吸道感染为多。我特别紧张，担心如果老公把孩子传染上了可就麻烦了，孩子那么小，怎么能抵抗得住呢？

我妈妈比较理性，既要防范他行为过于大意，将病传染给家人，又要顾及他的内心感受，生怕给他的心理造成压力。为此特意给我们每个人都准备了一套花色完全不一样的餐具，但我老公根本就不往心里去，想用哪个就用哪个。我心平气和地跟他说,咱得多注意,咱大人生病了可以跟大夫表述哪里难受,如果孩子生病了,除了哭,什么都不会。老公质问我:"你是不是觉得我在这个家是多余的,我是不受人欢迎的瘟疫吗?"

婆婆知道后特别不高兴,和我妈妈说:"我们家都不在意的,孩子他二叔得肝炎那会儿就和我们在一个锅里吃饭,也没有传给谁。每个人都有抵抗力,如果染上病也只能说明自己的体质不强,赖不得别人。"婆婆说到做到,她吃饭时和她儿子不分彼此,两个人夹来夹去。我真的受不了,万一她被传上,又天天抱孩子,还不是传给孩子呀?

为了保护我的女儿,我明确告诉老公到客房去睡,这样保证睡眠对他身体康复有好处,同时也避免传给我或孩子。他又跟我闹别扭,冷言冷语:"路遥知马力,日久见人心呀,想我健康、能挣钱时,媳妇是媳妇,丈母娘是丈母娘。这一有病,就恨不得把我扫地出门……"他原来不是这么敏感、多疑的。现在简直就是不可理喻,我们就算再重视他,也没有必要和他一起得肺炎吧?

婆婆说让老公回她家住,免得在我和我妈的防范下让她儿子心里不舒服。您说她怎么这样说话呢?这不是在我们之间结疙瘩吗?

To:邱薇

根据你对老公生病前后的对比描述,我觉得你老公因为身体生病,压力大容易出现心理问题。

男人依靠身体强壮来展现和扩大自己的价值,男人对身体本身的关注以及焦虑感,要远远高于女性。当男人病了,他们很自然就联想到自己的事业是否会出现拐点?在家人心目中的形象是不是受损?由此内心充满焦虑,敏感、多疑。他用"不可理喻"来自我保护。另外男人从小到大没有经历过女性的月经、怀孕、生子这些挑战,所以一旦身体不舒服就难以承受,尤其是被医生正经八百地诊断之后就更加惊恐,此时他们的内心是脆弱的,通过虚呼来引起周围人的重视。而你和你母亲的"科学"对于他来讲就是折磨,让他深刻地感受到被抛弃的感觉。心理的问题又加重他身体的痛苦。这就是"身心疾病"。

你和你母亲一定要减少和他就身体的问题进行讨论,避免激惹了他,这是特别伤感情的。人在软弱时最渴望得到来自家人的关心,像你们现在的状态会给他的内心留下阴影,永远难以走出。随着时间的推移,具体的事件会淡忘,但你们对他的防范、对他的"叮嘱"会长时间地留在他的脑海里。

那么怎么办呢?你先去趟医院,和医生进行一次全面的交流,了解他的病情的传染性如何?如何能够最好地防范?同时将他的心理状态也讲给医生,看是不是需要一些抗抑郁方面的药。

如果你老公真心想回他父母家住一住散散心也可以,只是你要每天给他打电话,关心他的身体,让他知道,在你的心目中他依然是最重要的。向他通报孩子的成长情况,让他坚信他是一家三口的主心骨、顶梁柱,千万不要让他感觉到被你和孩子抛弃了。

邱薇,你要嘱咐你妈妈千万不要再跟他说什么了,现在丈母娘和女婿之间出现冲突的情况特别多,尽管你妈妈的出发点都是好意,但毕竟身份在这儿摆着了。"一个姑爷半个儿"既说明姑爷很亲,也说明亲得有分寸。

【丽珊女性幸福心理学】

身体健康的女人从进入青春期就开始应对月经,成家后又要面对怀孕、生子,身体对痛的感觉已经适应了。男人承受身体痛苦的阈限比女性要低很多,面对疾病,男性会更加在意,需要得到来自家人的百般关心。如果家人过于理性,就会让他产生不安,通过"逆反"来争取"权益",容易陷入身心疾病状态。妻子在这个时刻一定要多多关心他呦!像对待孩子一样就可以了。

妈妈和婆婆对保姆的要求完全不一致怎么办

孩子出世后，妈妈就要成为协调人际关系的高手。对保姆的工作描述要量化、具体，这样就不会因为每个人对事物要求标准不一而造成不必要的矛盾。

From:王佳玮

我的孩子 17 个月了，有许多的困扰，真的不知道到哪里去求助，内心总是处于焦虑和委屈之中。

自从我生孩子之后，我妈和婆婆就轮班到我家，他们年龄都比较大了，根本无法独立带孩子，只能监督保姆带孩子。我妈妈是个好强的人，她嘴一份、手一份的，别人干的活儿都看不上眼，只是最近两年心脏不好了，干不动了。她对保姆的要求特别高，无论保姆怎么做，她都能挑出毛病来，有时我看着都觉得太过挑剔了，妈妈嘱咐我，你对保姆要求 100，她能做到 70 分就不错，如果你对保姆只要求到 70 分，那她肯定就不及格了……但我明显感觉到保姆对我妈特别有怨气。

婆婆和妈妈完全不一样，她是和事佬，对保姆基本没有任何要求，每次我中午回家，她们根本不单独给孩子做辅食，大人吃什么就给孩子来点什么。我问保姆怎么回事，保姆说我婆婆说的，不用对孩子太娇贵了，她当年带我老公兄妹时就大大咧咧的,孩子还不是长得很好,两个都是北大毕业的……我能够感觉到保姆说这些时语气中的藐视。是的,我和弟弟在妈妈细碎的教育中的确没有什么大的成绩……这事怨不得保姆,都赖我婆婆,她是什么意思呢?有一阵子我总是向我老公告状,我老公开始还劝我,让我别多想,婆婆对生活的要求本来就不高……后来我抱怨多了,我老公不耐烦了,有一次甚至说"你和你妈一样,事太多……"我特别委屈,我和我妈事多为谁呀?还不是为你们老刘家的孩子。因为保姆问题引发了婆媳关系问题,然后战火又烧到了夫妻之间……我不敢跟我妈说我老公的态度,不然战火还会继续蔓延到丈母娘和女婿之间……

现在尽管家里有老人帮着我监督保姆,但我上班非常不安心。担心妈妈和保姆打起来,吓着孩子或保姆把怨恨撒在孩子身上;担心婆婆太没有原则了,保姆不负责任,让孩子吃苦。丽珊老师,您说我到底应该怎么办呢?

To:佳玮

我读了两遍你的邮件,不禁哑然失笑,你们家真是太有趣了。孩子的外婆"工作认真",你担心她会得罪了保姆,人家会"恨屋及乌",让孩子吃亏;孩子的奶奶"工作大条",你担心她纵容了保姆,让孩子吃苦……两位亲家接人待物存在这么大的差异,他们对于你们的婚姻生活会不会有独立的态度和观念呢?我建议你和老公要保持相对稳定、独立的态度,最好不要太在意他们的意见了,不然你们在婚姻中也会出现无所适从的感觉。

佳玮,在陪伴孩子成长过程中,你要有明确的定位,你是编剧和导演,保姆是女一号,奶奶和外婆并列都是女二号。育子大片是否成功,前提要看是否有好的剧本。作为编剧,你要认真构思,写出一个好剧本。剧本内容包括女一号的一天工作流程,具体到每一个细节、动作甚至表情。比如一天要给孩子五顿辅食,第一顿是几点,食谱是什么?第二顿是几点,食谱又是什么?比如孩子三次运动,第一次运动是哪个时段,运动形式有哪些……你梳理清楚之后,列出详细的表单,贴在各个房间醒目的位置,方便女一号时刻看到,同时也有利于对女二号们的提醒。

下一步你就行使导演的角色,先和女一号说戏,让她对自己的表演有准确的认识和把握,在重点"动作"或"台词"上你要起到示范的作用。然后你要分别给女二号们说戏,让她们清楚整个剧本的结构和分解动作,配合女一号按时按量完成任务。

这样既不存在你妈妈得罪保姆，也不存在婆婆纵容保姆的问题了，所有的人都是按照剧本要求去做就是了。佳玮，当她们各司其职时，你就抽出时间多多学习育儿科学，尤其是营养学的知识，根据孩子成长的不同时期，更新食谱和运动等计划。

在陪伴孩子成长的过程中，妈妈要团结一切可以团结的力量，营造和谐祥和的家庭气氛，让带孩子变成一种享受而不是负担，更不是亲家之间的较量。

【丽珊女性幸福心理学】

决定沟通效果不在于你说了什么，而在于对方听到了什么。外婆在与保姆沟通中表现出的强势使保姆产生了强烈的逆反，尽管当面不表现，但背后肯定会当着奶奶的面历数外婆的种种不是，缺乏相互信任的两亲家之间的间隙被保姆有效地利用了。生孩子后两人世界变成多人世界，孩子妈妈要担当起协调员的使命，不能因为有孩子使亲家产生芥蒂。

孩子出生了，我和老公的心却越来越远

在婚姻中一切不符合常理的安排都会成为日后家庭矛盾的导火线。增强自力更生的意识，才能让自己生活得更自由。

From:夏妍

丽珊老师，我实在无法容忍公公的生活习惯，他不用水杯喝水，而是用矿泉水瓶子直接对着饮水机接水，这不就将口水沾到饮水机口上了吗？我们大家都要喝他的口水，多不卫生呀……我和老公说了很多次，让他提醒一下他爸爸，他先是敷衍我一下却没有作为；我逼紧了，他就和我争吵……于是我横下一条心换个防盗门，不再给公公我们家的钥匙了。我老公说他们是用一套大房子和10万元娶我做媳妇的，可我太不守妇道了，他说实在过不下去就离婚。

我30岁时经人介绍认识了现在的老公，他是个律师，他的母亲去世几年了，他爸爸退休照顾家，除了和邻居老头们打打麻将没有什么恶习。当时我父母就不同意，说如果和他生活在一起会有很多的麻烦，我当时觉得没什么。他爸爸为了让我们结婚，把自住的房子腾给我们，自己找了一个老伴后跑到城乡结合部租了房子。

怀孩子之后，我觉得父母所说的麻烦真的来了。先是谁来伺候月子？我母亲有脑栓塞后遗症，无法照顾孩子，他继母也指不上，老公求他姑姑过来帮忙，当时我还挺安心的。可谁知道生了孩子，他姑姑在我面前装得像个避猫鼠似的，"夏妍，你们家没红糖了。""夏妍，你们家没有鸡蛋了"……该买什么买什么呀，告诉我有什么用，难道让我这个产妇去买不成？……他姑姑待了半个月，就推说自己是农村人，不懂得城市人的规矩，别招我烦，回老家了。整个月子我过得颠沛流离的，落下许多毛病，每当腰腿疼，我对老公一家的恨就不打一处来。

后来雇了阿姨，我担心外人不用心，就跟老公说是不是可以让公公过来监督一下。这下好了，请神容易送神难。现在我们孩子已经3岁去幼儿园了，公公依然每天早上来我家，然后去找老邻居玩儿，经常把我家弄得乱七八糟的，让我实在无法容忍的是他的卫生习惯。

每当我抱怨，我老公就说我是过河拆桥，当时需要老人来监督阿姨时，对老人的生活习惯睁一眼闭一眼，现在孩子入托了，不想让人家来了就横挑鼻子竖挑眼，他怎么这么不理解我呢？我认为孩子去幼儿园本来就会接触大量细菌，对身体健康已经构成严重挑战了，如果家里再细菌滋生，那孩子岂不太容易生病了？

丽珊老师，为什么我替老公生了儿子，他完全不领情呢？他不但不迁就我，反而跟我针尖对麦芒，每次我提出问题，他都和我大声吵？难道我们真的过不下去了吗？

To:夏妍

通过你的讲述，我觉得你比较有个性，以自我为中心，很难替别人着想。造成现在你与老公关系恶化的最主要原因在你。为什么当初你父母说你们结婚会有麻烦呢？结婚时关于住房的安排方案是完全不符合人之常情的，这无疑让周围的人认为你老公家娶来不好惹的媳妇。这也是他姑姑和你说话不自然，后来不愿意继续伺候你月子的原因。如果当初结婚时，你们经济条件不允许买房子，就应该是你们租房子结婚，因为你们年轻，你们可以经过努力自己买房子，而万万不能让老人为了让你们结婚，腾出房子，自己去租房子。这种选择给所有当事人内心都带来纠结和不安。

首先是你，你认为他们家娶媳妇就应该提供房子，你对公公没有感恩之心，你因为内心缺乏安全感，担心公公回来习惯了，就会住下，再也不回租的房子了。现在与其说你需要公公按照你的标准改变他的卫生习惯，不如说你根本就不想让他再"染指"这个房子。

其次是你公公，小区还是原来的小区，邻居还是原来的邻居，房子还是原来的房子，可物是人非，自己的老宅成了儿媳妇家，他成了客人。为了替儿子娶媳妇，他极具自我牺牲精神，跑到城乡结合部租房子住。他是家人和老邻居眼中的可怜人，他如何面对这些怜悯？此时如果你再让他改变习惯，他怎么可能接受呢？

再次就是老公，面对老爹将房子腾给自己结婚，他肯定自责没有本事，不能自己买房子结婚，还得牺牲老爹搬出去住。他怎么还好意思让老爹适应自己儿媳妇的生活习惯呢？

人与人相处是"你敬我一尺，我敬你一丈"，如果你步步紧逼的话，一旦撕破脸，你公公完全可以搬回来住，如果你将公公拒之门外，舆论会完全站在你公公一边，你则面临千夫所指。

夏妍，你现在应该如何做呢？

首先要解决公公租房的现状，让他住进自己的房子里，这样你们三个人的内心都有安全感了。你们可以考虑把大房子卖了，给公公买一个面积小些的房子，也给你们的房子付个首付，然后慢慢还贷款。

其次，你越是感恩公公，你的老公就越爱你。你公公真的不简单，把房子腾给你们还给你10万彩礼，我觉得他真的是倾囊而出，不简单了。

我也想通过这个平台和夏妍的老公说两句：女人生了孩子之后都会有太多的委屈，觉得自己为了婚姻、为了家庭付出了太多太多，所以需要男人"领情"，你要常常表扬她，让她明确地感受到你对她所有的付出是心里有数的，千万不要因为她的"不近人情"而表现出厌烦，这样只能让她更不平衡，觉得自己委屈，考虑问题就会更加极端，造成很多家人间的矛盾。

【丽珊女性幸福心理学】

遇到问题要想出三个以上的解决方案。如何才能想出这些方案呢？一是开阔视野，获取更多的资讯；二是内心平静，让自己的思绪比较清醒；三是善于沟通，了解共事各方的内心诉求。凡事不能以破釜沉舟的心态去判断和决定。

离婚六年，我想复婚怎么办

中国有句老话：吃亏是福！怎么理解呢？能坦然吃亏而不纠结的人是有胸怀的，内心足够强大的，他知道什么是对自己最重要的，可以抓大放小。谁愿意和一个事事都不能吃亏的人在一起呢？

From: 杨溪

我属于比较有主见，遇事多从自己的角度考虑，将自己利益最大化的人。我的思维方式如此，在过程中我好像很精明，但回头看看自己的人生，却发现也并没有比别人多收获了什么。

我和我老公青梅竹马，一起长大。大学毕业之后我们就留在北京发展了，双方老人建议我们早点结婚，他们也就放心了。我坚信作为女人与其天天做家务，期待老公"幸"一下多被动呀，还不如自己独立发展事业，完全可以反过来"幸"老公嘛。刚生了孩子之后，我们俩经常为了没完没了的家务而吵架。我认为吵架是没有任何意义的，要想出彻底解决问题的办法。孩子1岁半时，公司有个到加拿大培训两年的机会，我觉得这是解脱争吵的最好机会。老公挺支持我，他说他也在国内创业，我们约定两年后，用各自的成果为这个家添砖加瓦。

我从加拿大回来之后就觉得老公不对劲。他告诉我，我出国前，他认为妻子离开两年不是问题，可真的一个人带着1岁半的儿子遇到太多意想不到的困难，在这个过程中，一位孩子和我们孩子差不多大的女同事舒展给予了他很多帮助，慢慢地他依赖她，习惯和她在一起了。他觉得和舒展在一起不需要追赶她的脚步，不需要满足她的虚荣心而压榨自己……他告诉我这些只是为了相互坦诚，他一定会和舒展分开，珍惜我们之间的感情和婚姻。

我当时真的被震惊了，一个人在国外也有很多困难呀，但为什么我就忠于婚姻，独立面对困难呢？我想原谅他，毕竟我们是初恋。但他并没有马上和舒展断干净。一次他回家晚，我控制不住自己的情绪，就给舒展家打了电话，将他们的事情告诉给她丈夫……我希望她丈夫管住她，但事与愿违，两个月后舒展离婚了。

自打我告诉舒展丈夫之后，我就后悔了，觉得自己太过分了，让老公不舒服了，我尽力地迁就他，希望这页快快翻过去。就在我的情绪逐渐平稳的时候，老公提出必须离婚，因为舒展整天吵他，她已经离婚了，他就必须离婚……看着老公犹豫不决，我知道自己在他心目中的地位，就同意离婚了。

六年来，我在接触一些男士的过程中逐渐看清了男人的本来面目，因为我和前夫是初恋，所以之前根本没有和其他男性接触过，现在我明白了，前夫在男人中还算不错的。他至今没有再婚，并且他对我们的儿子特别关心，我曾经通过各种方法试探他，但他都没有反应。我不想说得过于直白，免得以后在他那里留下口实，是我上赶着他，所以我希望借助儿子告诉他如果爸妈复婚对他有利，让他和爸爸表达自己希望父母复婚的愿望，但儿子却更喜欢到父母两边住住，谁都宠着他的现状，拒绝从中斡旋。我不知道如何才能达到复合的目的，恳请丽珊老师给予指教。谢谢！

To:杨溪

我觉得你的自我觉察能力真的很强，你的确以自我为中心，考虑问题都将自己利益最大化。你善于反思，这么多年过来之后，你发现尽管自己很精明，但得到的并不一定比别人多。为了能够躲避家务，你选择了出国深造这样冠冕堂皇的理由，而不惜将1岁半的儿子扔给爸爸带；为了能够达成老公与那位女士的分手，你直接找到对方老公，不惜撕下那位女士和你老公的遮羞布；经过几年的苦苦寻觅，发现还是前夫好，但为了避免留下上赶着他的口实，而怂恿儿子从中斡旋，你考虑问题真是太周到了。

杨溪，你和老公是青梅竹马、两小无猜，那种感情多么纯净、美好；现在面对一个全然不了解的成年异性，不知道对方的经历、动机、习惯，更不知道将要面对怎样复杂的人际关系，出现"恐婚"是在意料之中的。或许这也是你前夫至今没有再婚的原因。你们的初恋成就婚姻也有不利的一面，就是太不了解异性了。

你前夫不了解女性。首先，当你把他和孩子留在国内，他根本就无法预测将要面临怎样的生活压力，还和你誓言旦旦地说自己在国内创业；其次，当他陷入混乱时，向一位女性寻求帮助，并且产生了依赖，他根本没有预估这种感情继续发展下去会是什么结果；再次，他不了解当妻子得知老公内心还装着另一个女人后的情绪体验，他向你和盘托出了自己的婚外情。

杨溪，一是你也不了解男人，老公答应你带孩子不是他有这个把握而是他缺乏最起码的预估；二是你不知道几乎百分之百的男人都是无法容忍妻子的婚外情，当你把电话打给舒展家，和她老公告发情况时就注定了他们婚姻无可挽回地解体，而这件事也让你老公认识到你内心的"狠毒"。

杨溪，针对你们之间的关系，我觉得提出复合的主动权在你手里，你前夫不敢贸然提出，是他的不检点伤害了你，也伤害了家庭。你和前夫有那么坚实的感情基础，只要你将自己内心真实的感受讲给他，我想他会认真对待的。

杨溪，我从你的字里行间感受到，你是不是在工作或生活中太过争强好胜，给周围人压力了呢？如果你邀请前夫回归家庭，还要调整一些自己的价值观和行为方式，不然你的个性有可能成为你们之间的鸿沟。

【丽珊女性幸福心理学】

给老公留一条回家的路。陷入婚外情的男人就像是在人生路上走丢了的人，妻子面对老公的婚外情要淡化、平和，给老公留一张脸，不要将这些事情告诉给任何人；给老公留一条路，让他能够顺路回家。

心航路教育心理机构科研部对近两年的婚姻咨询进行统计显示，35%的离异家庭选择复合，并且在复合的过程中90%是女方积极推动。而复合是否成功完全取决于当时妻子处理问题的态度，如果造成的影响面太广，深度太深，复合就难以达成。婚姻中没有赢家，如果事事处处都替自己着想，只能使乐于付出的一方越来越认清现实，也开始为自己着想，而此时的"我们"则变成了"我"和"你"。

心灵作业:你和老公属于哪种角色类型

阅读以下表单,看看你和老公属于哪种角色类型,了解你们的沟通模式,不同的沟通模式将反映孩子原生家庭的品质。进一步了解请参照《你可以嫁得更好》一书中的"丽珊夫妻—亲子互动模型"和《给孩子不伤害的爱》一书中的"丽珊—原生家庭亲子互动图",你会真切地感受到夫妻情感质量、沟通模式对孩子心灵成长的影响。

夫妻的角色类型

性别 编号 \ 模型	传统型夫妻角色模型	
	女	男
1	生儿育女	忠于子女的母亲
2	料理家务	提供经济的安全与保护
3	照顾丈夫、子女	好好地扮演一家之主的角色
4	完全依附丈夫	决定家庭中最重要的决策
5	接受贤妻良母的使命	对妻子的牺牲表示感谢
6	在各方面表现高度容忍	一旦离婚,负责赡养费用
性别 编号 \ 模型	情侣型夫妻角色模型	
	女	男
1	女为悦己者容	赞许妻子各方面的表现
2	提供必要的支持,以取得丈夫的欢心	给予妻子以罗曼蒂克情绪的反应
3	帮助丈夫扩大社交圈子	提供妻子以足够的家用与其他支出
4	分享一切的责任与权益	分享一切的责任与权益

性别\模型编号	伴侣型夫妻角色模型	
5	为丈夫解忧解愁,安排开心的活动	尽量找机会跟妻子一起活动
6	性生活中与丈夫积极呼应	性生活中充分体谅妻子的感受

性别\模型编号	伴侣型夫妻角色模型	
	女	男
1	以工作所得,贴补家用	全力提升家庭生活准
2	全心养育子女	全力养育子女
3	与丈夫一起处理家务	与妻子一起处理家务
4	分享一切的责任与权益	分享一切的责任与权益
5	乐于奉献一切,为他的事业、家庭的幸福而努力	肯定妻子在社交上、财务上与个人事业上的贡献与表现
6	以自己的事业为傲,更以丈夫的成就为荣,全力各自发展又齐头并进	以自己的事业为辅,更愿意全力支持妻子的事业,同意全力各自发展又齐头并进
7	乐于与丈夫协商家庭与事业的一切计划	乐于与妻子协商家庭与事业的一切计划

第六章　抓住孩子发育关键期，事半功倍

国外心理学家做过一个著名的"瞎猫实验"。他们假设猫的视觉关键期为出生后一周，科学家从一窝儿刚出生的猫崽中选择了一只双眼各种指标完全一致的猫，将一个眼睛用眼罩罩上，过了一周之后，将眼罩摘下，对两个眼睛进行检查，外观没有任何差异，但被蒙上的那只眼睛却瞎了。他们的研究引起心理学界对关键期的注意。关键期是个体发展过程中环境影响能起最大作用的时期。关键期中，在适宜的环境影响下，行为习得特别容易，发展特别迅速。但这时如缺乏适宜的环境影响，也可引起病态反应，甚至阻碍日后的正常发展。在关键期内，肌体对环境影响极为敏感，对微细刺激即能发生反应。研究者还发现，在关键期的开始及结尾阶段，肌体对环境的敏感度较低，在中间阶段最高。但若缺乏某种影响，便会引起发展方面的变异。

关键期的研究在教育实践方面引起强烈反响。首先，它促进了对儿童早期教育的重视。近期的研究证明，儿童幼年具有巨大潜力，而儿童发展的关键期又多在幼年期，因而实施早期教育可以充分发挥幼儿学习潜力，促进儿童心理发展，有利于早出人才。其次，促使父母、教师注意选择最佳时机对儿童进行教育，使知识技能容易为儿童掌握，智力及性格容易形成。所以，与儿童发展的关键期相对应，提出了教育工作的最佳期。

人的各种感觉、知觉、语言、动作、智力、社会规范等各方面的发展都有关键期，如果父母了解，顺势而为，则会事半功倍。如果错过关键期再弥补就会非常难，而且收效甚微。

我的女儿没有图像感怎么办

在孩子成长的过程中,母亲一定要掌握孩子各种能力发育的关键期,观察孩子的发育状况,并和孩子同龄人的母亲们建立横向互动,在比较中确认孩子的成长速度,发现问题及时求助和改善。

From:艾文

我在一间 500 强企业做销售后台经理,平时工作特别忙碌,自女儿出生之后就交给外婆照顾,很少有机会和孩子在一起。社会上有人说我们这些在欧美企业里的人都被洗脑了,的确,我们就是比较推崇西方的思维方式和教育模式,觉得孩子就应该在自由的环境中成长,喜欢干什么就干什么。不要过早地给她灌输知识,更不能给予过度的约束。

女儿上幼儿园小小班时,老师告诉我孩子的图像感觉能力不好,建议我给她报幼儿园办的课外绘画班。从内心我并不希望给孩子报额外的班,但既然老师张口了,我就没有拒绝,交了课程的费用,可孩子就是没有兴趣,上了两三次之后就坚决不上了,我觉得钱交了,给老师面子了,老师并不会在意她是不是上课,也就没有再强迫女儿。

现在女儿 3 岁半了,连最基本的图形都不会画,明明是正三角,她却画成倒三角,我手把手地教她,但一放手,她又画成倒三角……她也不会画大于号和小于号,我认为她是装的,这么简单的东西还需要我这么反复教吗?

幼儿园已经教十以内的加法了,幼儿园开放日时,我看到其他的小朋友用心算马上就能答出来,而我女儿忽闪着眼睛根本没有任何反应。回家之后,我教她用手指来比画,她根本算不对,有时蒙对一次,下次就又不明白了。我心里有些发毛了,我女儿智力不会有问题吧?

从小到大,因为我不主张过早地给孩子灌输知识,外婆对她基本上就是散养,女儿天天在家傻疯傻闹,我给她买的积木、娃娃根本就不碰,我当时觉得这样也没有什么不好,尊重孩子的天性。但现在我真的慌了,她的智力水平和同龄孩子差距太大了,她在幼儿园根本就无法和小朋友玩到一起。

小班时,老师就孩子与同龄人之间有差距的问题多次找我,我当时真的是敷衍老师。升入中班,老师基本不再与我联系了,我误以为老师曾经希望我多给孩子报一些自费的班,多创收,可我不积极,是"铁公鸡",对我有意见了。现在反思,觉得是我自己想歪了,老师们接触学生多,肯定觉得我女儿无药可医,选择了放弃。

丽珊老师,我最近一直处于极度的焦虑之中,我耐心地教她,但她却一点都不配合,急了我就打她,打过后,她依然什么都不会,傻疯傻玩,我真的担心她是不是有问题呀?丽珊老师,求您帮帮我吧!

To:艾文

因为没有见到你的女儿,所以无法进行准确的判断,但我可以负责任地说,根据你的描述,现在有三个可能,一是孩子视觉发育关键期时,没有发育好。二是孩子的观察力不好。三是孩子有自闭倾向。我们逐一来讲一讲。

一是视觉发育不良。视觉是个体辨别外界物体的明暗、颜色和性状等特性的感觉。外界光源辐射或物体反射的光线作用于眼睛的视网膜,引起感觉细胞的兴奋,然后经视交叉、外侧膝状体投射至大脑皮层的视区而引起视觉。婴儿基本的视觉过程主要包括以下几个方面:视觉适应即调节能力;双眼注视近物即辐合的能力;具有一定程度且正在迅速发展的视敏度、立体觉和色觉。

我觉得你孩子的立体觉有问题。目前的科学研究认为,视觉最初发生的时间应当在胎儿中晚期，新生儿已具备一定的视觉能力，获得了基本视觉过程。孩子刚出生时，如果用强光照孩子的眼睛，会破坏孩子的视觉敏感力；如果长时间强光照射会致盲。但也没有必要特意给孩子放在光线昏暗的地方，使其缺乏相应的刺激，对孩子视力发育不利。所以建议你带孩子到眼科检查一下。当孩子出现一些问题时，我们先从生理上进行判断。

二是观察力欠缺。观察是一种有目的、有计划、比较持久的知觉过程，是知觉的高级形态。一个人的观察受到系统的训练和培养后，逐渐形成稳定、经常的个性品质——观察力。幼儿期是观察力的初步形成时期。如何提高孩子的观察力呢？首先要保护孩子的感官。感官的健康发展，是提高其观察力不可缺少的生理条件。其次要培养孩子的观察兴趣，使其养成爱观察的习惯。引导孩子观察，除了他自发问问题，还可以根据幼儿的知识水平提出问题，让孩子回答。再次帮助幼儿确立观察的目的与任务。因为观察的目的性不强，观察时抓不住要点，东张西望，无所收获，不利于观察力的提高。成年人要有意识地向孩子提出观察的要求，加强针对性和选择性。

我们假设你女儿画图像不对是缺乏观察力，那么你如何教给孩子观察的方法呢？一是顺序观察法，从上到下……二是典型特征观察法，即先观察明显的特征，再过渡到一般特征。三是分解观察法，将较复杂的物体分成几个部分，一步步仔细观察，再综合其全貌。四是比较观察法，比如男孩和女孩、鸭子和鹅……五是追踪观察法，植物从种子萌芽到生根、长茎叶、开花结果等过程。

我们的第三种假设就是孩子的智力发育的确滞后于她的年龄。这可能与先天条件有关，也可能是从小缺乏学习的环境，既没有养成学习的意识，也没有学到相应的技能，抑或有可能有自闭或感统失衡的倾向。现在你需要做的是投入精力，耐心地教给孩子这些应知应会的东西。

艾文，我担任一些欧美大企业的心理顾问，在与员工广泛沟通中发现，你们在教育孩子过程中理念趋同，忽略了中西文化的差异、人才选拔的差异，照猫画虎地模仿人家的教育方式，对孩子缺乏最起码的知识传授。中班的老师之所以不再找你，并不一定是对孩子放弃，而是被你误解后老师心里不舒服了。你在公司做销售相关工作，很有可能将你的理念投射到老师的教育行为之中，认为老师让你女儿学画画就是为了多收学费。诚然，目前一些办学机构的确存在一切从经济利益出发的倾向,但绝不是所有的教师都这样。所以当你曲解了老师的目的,老师自然不会继续跟你建议什么了。

艾文,现在你要下定决心投入巨大的精力和爱心帮助女儿。首先要系统学习早教知识,了解学龄前幼儿心理发展和各种能力发展的规律;其次选择适合开发两岁孩子智力的活动,比如买来积木,和女儿一起玩,在玩的过程中激发女儿的兴趣,培养孩子的观察力、手眼协调能力、表达能力……这个过程会极大地挑战你的耐心,你已经耽误了孩子智力发育的关键期,让孩子落后了,无论孩子多么不配合,或是多么难教化,你都没有任何理由和孩子发脾气。

艾文,如果你坚持一个月系统地训练孩子,仍然没有任何起色的话,我建议你带她到妇幼保健院进行自闭症或感统失调的排查。

艾文,孩子在成长的路上,我们一定要始终保持高度的责任感和科学的精神! 让我们祝福孩子吧!

【丽珊女性幸福心理学】

教师职业的确面临社会信任危机了。面对老师让她关注孩子的各种能力,艾文最先想到的是老师多收费,错过了补救的关键期。面对批评或提醒,我们能不能先从善良的角度想一想呢?

我孩子不说话怎么办

把孩子交给老人就大撒把,疏于对孩子成长和发育的关注。当发现孩子发育滞后,又将所有责任推到老人身上,缺乏基本的担当意识和能力。

From: 梁英子

我儿子已经两岁半了,只会喊"妈妈"、"爸爸"。我和老公都很忙,每天早出晚归,在家的时间孩子都是在睡觉,有时坐在床边看着孩子恬然地睡觉我就很满足了。我只有周末能够和孩子在一起。我也发现孩子的语言能力发展迟缓,孩子姥姥说"贵人语话迟"。我产后上班,我母亲就一直住在我们家,撇下我父亲一个人在家,我内心特别不忍,所以不敢给老人提任何要求。

我儿子特别懒,他拍拍手就是叫"姥姥",把手在耳朵旁扇呼一下就是喝水……他们祖孙两人有很多这样的"暗语",孩子无需说话就可以达到目的了。我们同事的孩子1岁多就都说话了,我现在越来越不踏实了。我有时回家之后,把孩子弄起来教他说话,我母亲在一旁掉眼泪,说自己舍家撇业地帮我带孩子,不求有功,但求无过,她从孩子刚出生就天天教孩子背唐诗……她担心自己受半天累再把孩子弄坏了。我就担心母亲有委屈,但孩子不说话肯定是不行的。

前两天,姥姥说参加婚礼时看到我老公家有个亲戚好像不说话,是不是有遗传呀？她像发现新大陆一样追问我老公，我老公挺不高兴的，说那个人是亲戚的老婆，没有任何血缘。原本老公对孩子不说话没有什么态度，经我妈这么一说，他好像对追究孩子为什么不说话感兴趣了，埋怨姥姥不教孩子说话，总是依着孩子的手势。我夹在母亲和老公之间，他们相互埋怨，但孩子还是不说话呀。

　　我现在想辞职，让我妈回到我爸身边，人家也是两口子，为我们一直分居，想想也很残忍；我全力教孩子说话。但我老公不同意，一是经济原因，因为我的收入比他还高；二是这个时候让姥姥回家，她会不会觉得自己没带好孩子，被轰回去了？我左右为难呀。

To:英子

　　我非常理解你现在的感受。孩子两岁半了还不好好说话的确有点晚了。但我觉得目前你们陷入了负性情绪之中，缺乏理性的思考。三个成年人并没有认真思考是什么造成孩子不说话，应如何帮助孩子，而是陷入情绪的联动性不安之中。

　　如果排除了宝宝听力和智力有问题，最常见的原因则是后天造成的语言发育迟缓。宝宝语言发育迟缓，大多是父母一手造成的。很多家长不愿意让孩子哭，可是，他们不了解，宝宝在1岁以内的哭是必要的，那是宝宝在做发音训练呢。在这个时候，宝宝的发音系统随着哭声而得到锻炼。但很多家长却是看见孩子哭就抱起来哄，干扰了宝宝正常的功课。还有另一个对发声很有帮助的活动，那就是吃奶，不断吮吸，可以完善宝宝的口腔功能，所以最好能母乳喂养，或者让宝宝多吸一吸奶嘴。

　　宝宝在冲着你"呀呀"的时候，千万要笑着应对他，那是他尝试着和你交流呢。聪明的家长这个时候就要说话了，注意在和宝宝交流的时候多说一些"大白话"，这样宝宝觉得简单，会跟着学，也很容易懂。很多家长愿意文绉绉地教宝宝说话，可是宝宝的思想还没上升到能接受的能力，只能很长时间学会一句，这也是造成语言发育迟缓的原因。此外就是接触外界环境，别让宝宝一直躺在摇篮里，宝宝都是"实干家"，喜欢先做后说，在运动中遇到的新鲜问题，会尝试交流。

　　英子，你先到医院对孩子的听力和发声进行测查，如果没有问题，你根据以下我列出来的婴幼儿语言能力形成的阶段，进行回忆看孩子是否发育正常。

每个宝宝都有一个语言发展敏感期,宝宝语言发展敏感期有一个大致的年龄段,家长们在宝宝的这个年龄段里可以对宝宝的语言发展着重培养。对于宝宝语言发展的培养,家长们要注重方法,要有耐心。现在婴儿心理学显示,婴儿语音感知、分辨能力发生发展大致有七个阶段:

第一阶段:妊娠中、后期5~8个月,这个时期的胎儿已有了初步的听觉反应,有了原始的听觉记忆能力,能大致区分出乐音、噪音和语音,并表现出对语音的辨别和记忆能力。如果这个阶段父母就喊孩子的名字,等他出生之后对唤名就会有反应。

第二阶段:新生儿期(0~1个月)。婴儿刚出生就能对声音进行空间定位,能根据声音的频率、强调、持续时间和速度来辨别各种声音的细微差别,表现出对母亲语音的明显偏爱,并能在出生后一周内经学习而记住自己的"名字",且大多只对母亲的唤名行为作出反应。

第三阶段:2~4个月。2个月左右的婴儿开始理解语言活动中的某种交往信息,如他们听到愤怒的讲话时往往会躲开,对友善的语声则会微笑。到了3~4个月时,婴儿就能和成年人进行"互动模仿"了。

第四阶段:5~9个月。他们能够辨别语言的节奏和语调特征,并开始根据其周围的语言环境改造、修正自己的语音体系,那些母语中没有的语音在这一阶段逐渐被"丢失"。

第五阶段:9~12个月。他们已能辨别出其母语中的各种音素,能把听到的各个语音转化,并认识到这些语音所代表的意义,为语言的发生做好准备。

第六阶段:10~15个月。婴儿能掌握第一批词汇,说出一些单词句,此后的两个月之内会出现"双词句"。

第七阶段:15~20个月。婴儿的单词句也不断发展变化。此时成年人要丰富他的词汇量,多给他讲故事,用他能够掌握的词汇说话,给孩子模仿的机会。

语言发展关键期是指宝宝在一个特定时间内语言学习能力特别强,这个时期对宝宝来说非常重要,在宝宝语言发展关键期如果家长们给予宝宝良好的教育,宝宝语言学习能力会变得非常好,但是如果错过这个关键期,宝宝语言学习能力要差上很多。因此对宝宝的语言教育要抓住这个关键期才行。

一般来说宝宝在1岁之前会说简单的话语,但是这并不是语言发展关键期,这只是宝宝语言发展前的一个准备期。但是这个准备期家长们也不能忽略对宝宝语言的培养和刺激。宝宝语言发展关键期大致在宝宝的1~3岁之间,这段时间是宝宝语言发育和学习能力最强的时间。

英子,你的孩子目前还处于语言发育的关键期的后期,只要你现在抓紧,还是可以的。你要找到幼儿心理教育专家进行咨询,了解培养孩子语言能力的关键点,制定详尽的计划,落实到每天,家里的大人都要遵照计划执行。

你们现在要多和孩子说话,唐诗这些难理解难记忆的词句对于孩子来讲无法达成他学习和模仿的目的, 就用简单的话来说。"宝宝要喝水"、"宝宝要吃饭"、"宝宝很听话"……这样他可以学习。

幼儿期是语言发展的重要时期。早期语言的发展将直接影响到今后一生语言的发展,并且语言的发展与智力的发展有着密切的联系。成年人应十分重视幼儿语言的培训和训练,努力开放孩子的潜在语言能力。

一、要创造条件,让幼儿有充分交往与活动的机会。

只有在广泛交往中感到有许多知识、经验、情感、愿望等需要说出来的时候,语言活动才会积极起来,也只有在交往中,孩子才逐渐习得语言。交流是发展口语的重要途径。你可以考虑将孩子送到小小班,让他在与小朋友接触中强化说话的动机。

二、要重视对幼儿语言能力的训练。

培养孩子正确发音,要从幼儿准确地听音入手,因为听得准是说得准的前提。可采取儿歌、讲故事,锻炼孩子的语言听觉,根据幼儿思维具体、形象和理解掌握词汇的特点,有目的、有计划地进行,丰富孩子的词汇。鼓励孩子说话完整、连贯。在日常生活中要培养孩子把话说完整,把事情讲清楚。千万不要"心领神会"导致孩子说话不完整的"后遗症"。口语造句是培养幼儿说话完整的简单形式。

三、充分发挥成年人语言的榜样作用。

幼儿十分喜欢模仿,也善于模仿。成人说话时发音是否正确,词汇是否丰富,语法是否规范,表达是否有条理,都会潜移默化地影响幼儿语言的发展。

另外"贵人语话迟"的上一句是"水深流去慢",是指水由于深而流动起来就显得慢,不像浅浅的溪流那样来去匆匆;人由于地位尊贵,说话的时候要经过反复思考,轻易不能表态,说话时也要字斟句酌,要力求准确无误,不能像普通人那样,心直口快,更不能信口开河、口无遮拦。所以"贵人语话迟"绝不是晚说话的孩子就是尊贵的小孩,千万不要因为这句话而延误了孩子语言能力的培养。

英子,面对问题要沉着冷静,千万不要乱了阵脚,你如果现在辞职了,你的心态能够平衡吗?如果你心态不平衡,会有耐心帮助孩子吗?同时你辞职带孩子是对姥姥之前工作的最大的否定,老人家今生今世都难以走出这种挫败感。建议保持现状,等孩子上幼儿园了,姥姥的工作告一段落了再考虑让她回家与老伴共享晚年。

【丽珊女性幸福心理学】

3岁以前婴幼儿的妈妈要将重心完全放到孩子身上,事业什么时候努力都不晚,但孩子的成长是一次性的,一旦错过关键期,弥补起来时间成本、机会成本、经济成本都会很高,并且效果不一定明显。

有规矩的孩子招人爱

父亲培养孩子的理念和方法与母亲有很大的差异性,母亲要鼓励父亲多多参与,让父亲体会到陪伴孩子成长可以增进夫妻感情,收获成功的快感。

From:丁云晴

我有两个儿子,老大4岁半,老二9个月。我是一间美国公司的HR,老公是另一家美国公司研发部的经理。我们夫妻俩做过人格测试,属于完全相反的两种人,他逻辑感特别强,一切按照规则做事;我则灵活变通,但缺乏条理性。最近两年我们彼此关注对方的缺点,个性越来越明显,冲突也就越来越大,我不知道是七年之痒还是什么?每到周末,帮我们带孩子的老人放假了,我们都特别紧张,沾火就着。

我和老公之间的矛盾都是小事儿。比如老公很刻板地要求孩子按时午睡,我比较推崇西方的教育理念,觉得这是不尊重孩子的主观愿望。上周末,老公做好午饭要出去办事,临走前嘱咐我要按时组织孩子们睡觉。看着兄弟俩玩得那么开心,我有点不忍心逼他们睡觉,就问老大困不困。老大告诉我他不困,不想睡觉,那就玩儿呗。他们快五点时玩儿累了,睡着了,我也跟着睡了。老公六点回来就喊我们起床,我告诉他我们刚刚睡了一会儿,再让我们睡一会儿,但他还是固执地要求我们起床,不然会影响晚上睡觉。他为什么总是要求我呢?我觉得他特别不近情理,自打生了老二,我工作日坚持上班,晚上带孩子;周末要处理那么多的家务,带两个孩子,我难道就不能多睡一会儿吗?他太不疼人了。他越叫我,我就越赖在床上。他生气了,去厨房做饭了。

老公每天晚上固定时间教老大识字,效果比较明显,老大现在认识300多个字了,但一周中孩子肯定有两三天是不喜欢学的,总是可怜巴巴地看着我说:"妈妈,我带弟弟玩儿,不写字可以吗?"老公坚决不同意,想着各种方法让孩子坚持认字,我担心这样孩子会厌学,不再喜欢学习。

丽珊老师,老公总是说我身在福中不知福,我觉得我们之间的沟通越来越少了,并且无论他说什么,我都会有抵触心理。我该怎么办?

To:云晴

你拥有这么好的老公还有怨言,难怪你老公说你身在福中不知福。

云晴,你老公教育孩子的思路是完全正确的。首先,固定孩子的睡眠时间,帮助孩子形成规律的作息时间。我接触过大量的欧美企业的女白领,你们完全接受了西化的教育理念,尊重孩子的主观愿望,却忽略了西方的教育理念和他们的体制是一致的,如果照搬照抄到中国就会出现问题。想想看,孩子在幼儿园如果不能和大家在统一时间睡觉,一方面会让他在睡前就焦虑,睡不着多难受呀;另一方面会给老师添麻烦,团体中有一个孩子不睡觉就会传染给其他的小朋友,如果很多的孩子都不睡觉,无形中加大了老师的工作强度,老师对孩子将是什么态度,我想你可以想象。周末在家,父母要完全遵循着孩子在幼儿园的作息时间,这样对于他转天回到幼儿园是非常有好处的。

咱们进行简单的演绎,你老公不叫你们起床,按照你们是5点多睡着的,那么睡到7点很正常,吃过晚饭,基本到了平时孩子应该睡觉的时间,但他们刚刚睡醒,能马上又睡吗?如果你强迫孩子马上睡觉,负性情绪就来了,如果你"以人为本",尊重孩子的主观意愿,可能得10点或11点再睡觉,转天早上他就起不来了,负性情绪在这里发酵,你会为孩子晚起耽误你上班而焦急,你会觉得孩子不懂事,不听话,为此训斥孩子……你和孩子都带着坏心情到了单位或幼儿园,开始了不愉快的一天,甚至将联动性不安的链条继续蔓延。而所有这一切仅仅是你周日时的"民主"和"恻隐之心"造成的恶果。孩子多么无辜呀！在日常生活中，孩子的一些不当行为都是父母不当的教化引起的，但板子却总是落到孩子身上。

我觉得你老公的理性弥补了你的随意性，对于双生子家庭来讲，有位这样的爸爸真是福音。你老公每天在固定时间教老大识字的确太难得了。一般情况男人是不愿意参与孩子学习的，负责任的老公会跟妻子说一下："我建议你要帮助孩子认字"，而大多数的父亲索性用"你主内，我主外"将教育孩子的任务全部推给母亲。至于母亲是否做，如何做，根本不过问。如果未来孩子学习不尽如人意，他就拥有了埋怨母亲的主动权："你怎么带的孩子？"你老公放弃自己的事情，教孩子识字，他的爱家爱子之心显而易见。

孩子不想学写字很自然，毕竟和玩相比受约束，还有考核的标准。如果强硬地让孩子学可能会造成厌学，但你说了，你老公想各种办法让孩子学，这是对的，4岁多的孩子认识300多字效果很明显。

云晴，我发自内心地感觉你为这样的男人生两个孩子很值得的。对于孩子的不喜欢学字，你可以建议老公选择一个绘本，将每个字教给孩子，学会了，让他念给奶奶听、念给弟弟听，给孩子及时获得成就感的机会。这种成就感会激发孩子认更多的字。你要成为老公的助手，鼓励老大学习。

云晴，当你了解到老公的做法是对的，就会从心底里认同老公，主动配合他，而不是被他强加任务。夫妻之间的交流不一定要多么正式，你们可以通过一起做饭、洗衣的时间来交流，多听听你老公的想法。

珍惜你现在拥有的幸福吧，你有世界上最理性、最爱家、爱孩子的好老公。

【丽珊女性幸福心理学】

无论什么社会地位的女人，主场都是家庭，家庭不和睦的女人何谈幸福呢？当老公自愿加盟到教育孩子的阵营中来时，妻子一定要热烈欢迎，多鼓励，多夸奖，让老公在陪伴孩子成长中体会到乐趣和成功的快感。

让孩子发自内心地喜欢幼儿园

如果将去幼儿园作为惩罚孩子不良行为的手段,如果将老师作为凶神恶煞的魔头来震慑孩子,孩子又怎么可能爱去幼儿园呢?

From:韩玉梅

我的孩子三岁半了,已经去幼儿园半年了,还没有适应。每天去幼儿园都很费劲,晚上睡觉前就和我谈条件,"我不去幼儿园。"早上送她的路上就一直不停地说不去幼儿园。老师反映孩子到了幼儿园不和小朋友一起玩儿,不睡午觉,等着我接她。我老公事业比较成功,他不让我工作,全天候照顾孩子,每天中午去幼儿园接她。

孩子现在特别逆反,脾气急躁,只要不合她的心意,她就会大闹,她因为得过小儿疝气,我不想让她哭,就顺着她,现在脾气越来越大,着急时甚至会打我,我真是忍无可忍了。老公帮我训斥她:"不听话就给你送幼儿园,让老师收拾你。不让你妈妈接你。"开始孩子还真的害怕,但慢慢地她也不怕了。您说这个孩子怎么这样难带呢?

To:韩玉梅

　　孩子是不是喜欢幼儿园完全取决于父母对孩子去幼儿园的态度。你老公训斥孩子时说:"不听话就给你送幼儿园,让老师收拾你。不让你妈妈接你。"这无疑在孩子幼小的心灵中埋下了阴影:幼儿园多么可怕,老师多么可怕!那她为什么喜欢幼儿园呢?要想让孩子发自内心地爱幼儿园,大人就要想办法,比如找一些孩子爱看的动画片里有关幼儿园的情节,在孩子看的过程中大人要慨叹幼儿园太有趣了,这么好玩儿,这么多玩具,这么多小朋友,真好呀!大人不是"教育"孩子,而是发自内心地赞叹,让孩子发自内心地向往幼儿园的生活。

　　玉梅,你们现在的行为是强化孩子的"问题行为":你每天中午就去接孩子,使孩子成为群体中的"特殊人",老师和小朋友都不会喜欢这样的人,孩子每天早上到了幼儿园心就悬着,她熬到中午就可以回家了,这使她难以获得内心的归属感。既然中午你就去接她,她为什么要睡觉呢?而她不睡觉就使你又不得不接她。这样的互动到什么时候才能正常化呢?你要逐渐不去接她,比如告诉她,妈妈下午要去给她买一件她特别渴望得到的玩具,所以不能中午去接她,让孩子忍耐一下。就这样慢慢地让孩子适应整天在幼儿园的生活。

　　玉梅,关于孩子的性格问题,因为孩子有疝气,妈妈不希望她大哭,所以她获得特殊的优待,助长她的坏脾气,她会发现好好提出要求,妈妈不会答应,但只要大喊大闹了,妈妈就一定要顺着她,心理学将这种现象称之为"症状获益"。那么如何改变现在的局面呢?妈妈首先要改变观念,你能够因为她有疝气而事事顺着她,但总有无法顺着她的事情,而一旦她形成了这样的脾气,在幼儿园,未来在学校她也会和老师、同学发脾气,人家不会顺着她,那她就会激动,对她的身体更加不利。观念改变了,就要下定决心帮助她调整。只要孩子发脾气,你不用和她着急,只要静静地不理她,任她怎么样也不理她就是了。告诉她,有要求慢慢跟妈妈说,妈妈会认真考虑,会满足她,而一旦她大哭大闹了就不理她了,让她学会用语言表达自己的诉求。

【丽珊女性幸福心理学】

　　3岁是孩子社会自我意识形成的关键期,她在幼儿园里学习社会规范,建立道德品质,这个阶段父母要配合幼儿园加强对孩子行为规范的建立,守规矩的孩子才能赢得老师的喜欢,这对孩子自尊心和自信心的建立意义重大。

寄养在外婆家的孩子和我没感情

将孩子寄养在老人家,使孩子不得不面对两个家庭的价值观、行为方式、沟通氛围等各方面的差异。在此期间母亲省多大的事儿,未来都将加倍补上。在与孩子重建母子情过程中千万不能让老人产生被否定、给子女"添乱"的内心感受。

From: 赵菁

我现在在孩子教育上遇到了巨大的麻烦,我充分理解了您说到的"在陪伴孩子中省多大的事,未来都要加倍补回来"这句话的真正含义。北京的生存压力特别大,我和老公为了生存而奔忙根本无暇照顾孩子,所以孩子4个月大时就和姥姥回南京老家去了,我们和孩子的接触仅限于节假日,每次回去看着孩子身体健健康康,各种能力完全符合书本上写的标准,很放心。孩子6岁半回北京上学,姥姥和她分离时的场面让我震惊,孩子并不像回到她亲生母亲身边而是被陌生人抱走一样,哭得晕厥过去。当时我就隐隐地感觉到和孩子建立感情有些困难。

随着我和孩子单独相处,发现她身上有太多的毛病,其中最为突出的是花钱如流水,看到什么都要买,我不答应就站在大街上大哭大闹;她完全没有自理能力,东西到处乱扔,用时找不到;脾气暴躁、任性、极具破坏性。只要我不按照她的心思办事,就说我根本不是她亲妈,大声诅咒我,吵着要回姥姥家,甚至直接打电话给姥姥告状,语气强硬地说:"管管你的闺女,她又虐待我了。"姥姥不分青红皂白地在电话里训斥我,说我在孩子成长中没有付出艰辛,不懂得珍惜,责令我按孩子的意见办事,不然就把孩子给她送回去。面对母亲这种态度,我往往就范。

我特别奇怪,在我们小的时候,妈妈对我们姐妹要求特别严格,甚至可以说是苛刻,我们在她面前总是胆战心惊,她的严格使我们在学校、单位都是好学生、好员工,这也是我放心将孩子交给她带的原因。可结果却是她在我的孩子教育上毫无原则,孩子在学校也是问题频出,老师总是找我沟通,我太狼狈了。但我真的无从入手,夹在孩子和老人之间,不知所措,早知道是这样的结果,我当初宁可一个人带孩子。

To:赵菁

你的问题极具普遍性。现代人工作繁忙,尤其生孩子的年龄在30岁左右,恰是职场上升职关键期,在孩子身上牵扯过多精力,无疑会造成职场上的"间歇期",使上升通路出现停滞。我们也见到一些职场女士为了先让事业发展到一个水平而推迟要孩子的时间,结果成了高龄孕妇,甚至难以怀孕。那么家里老人年纪不太大,身体健康,精力充沛的话,愿意帮助带孩子好像真的是福音。所有的事都是福祸相依,像你一样全权把孩子交给老人,就会出现这种局面。

我们来回顾一下"原生家庭"这个概念,原生家庭是指父母照料的,孩子出生并成长的家。按照这个概念来看,一个人就应该有一个家,但将孩子寄养他处无形中给孩子增加了一个家,两个家庭无论是价值观还是行为方式都会存在差异,孩子要遵循哪个家的规则呢?这无疑给孩子造成了混乱,有的孩子拧巴,有的孩子钻空子。几乎有过寄养经历的孩子都会认为父母不爱自己。

赵菁,你现在很困惑,为什么对自己儿女很严格的妈妈,在教育外孙女中显得如此没有原则。我们先来分析一下为什么祖辈会如此地溺爱孙辈呢?

一是补偿性。隔辈人有很强的补偿性。尤其在他们带自己孩子的时候,由于各种原因疏忽了对孩子的关爱,或对自己的孩子过于严厉,当他们面对隔辈人时则充满了补偿性，希望将自己对孩子亏欠的感情加以补偿，所以会毫无原则。

二是生命的原因。祖辈的人生阅历使他们对许多事情已经看淡了，对亲情更加看重和依赖，对人和事有更强的包容性，尤其对自己的孙辈更是充满爱怜。

三是爱的释放。随着孩子进入青春期以后，孩子的独立意识使许多父母失去了被孩子依赖的生活样态，心灵经历了十多年的孤寂，终于见到隔辈人，自己可以为小孩子提供一切，重拾被依赖的感觉，获得爱的释放。

四是自我价值的体现。许多祖辈已经退休，缺乏社会价值感，尤其是子女工作繁忙往往忽略对老人的关心和照顾，此时为孙辈做事情则是老人家自我价值的最好体现。孩子很少得到父母的关怀，使老人不自觉地将自己的被冷落和孩子的缺乏关爱联系在一起，甚至将子女视为祖孙两代人共同的"敌人"。经常站在孩子一边与子女作对，与其说是保护孩子，不如说是捍卫自己。

中年人了解老人家的心态后，就知道应该如何与他们相处，并且与他们达成一致的教育目标。

一是体会老人家爱的需要。对老人家的付出持肯定态度，无论造成的结果是不是与初衷一致，千万不要对老人家进行指责和批评。

二是多给老人家关爱，让老人家能够从子女那里获得他很渴望的亲情，这样就会减缓对孙辈情感的"依赖"。

三是避免当着老人家的面训斥孩子，说孩子身上有毛病本身就是对老人家教育的一种否定，老人家肯定要反击，这样使孩子找到成年人之间的教育漏洞，他会周旋其间，造成教育的分力。

四是将自己对孩子教育的整体思路非常清晰而完整地讲给老人，其间一定要表达对老人抚养自己、帮自己带孩子的感恩之情，避免老人家伤心。

了解了姥姥的心理感受之后，我们再来说说如何弥合你和女儿之间的关系。目前，在女儿的心目中，你是一个将她和姥姥生生撕扯开的恶人，而你满眼看到她的缺点本身再次让她感受到你的无情、挑剔。中国有句老话"亲其师信其道"，学校教育尚且如此，那么亲子之间更是这样，对孩子实施教育的第一步是让孩子接受你、爱你。给你留以下作业：

一、每天找到孩子身上一个优点。"世界上从来就不缺少美，而是缺少发现美的眼睛。"孩子回到你身边，你需要一个适应的过程。她的回来使你一下子多了那么多的家务活,姥姥说你没有带过孩子不懂得珍惜不无道理。孩子刚出生得给他包到襁褓里,每次换尿布都需要打开襁褓,那时就盼着如果不包襁褓就省事儿多了;孩子小的时候我们时时刻刻抱着他,就盼着他能够自己坐起来玩玩玩具就省事儿多了……陪伴孩子的过程中,我们体会到的是他在逐渐地长大,我们需要给他做的事情越来越少。而你呢,没有过这些经历,只感受到你的生活乱了,麻烦了,累了,情绪中肯定会有急躁。无论你嘴上怎么说,但你的表情肯定不柔和,这使孩子感觉到你并不爱她。每当你发现孩子一个优点,你就会从内而外地接纳孩子,爱孩子。

二、抽出更多的时间陪孩子玩耍。孩子从姥姥身边离开会有很多的惊恐,"这个人会爱我吗?"她在观察你。你先观察她最喜欢玩什么,比如她喜欢听故事,你就每天给她讲故事;她喜欢看动画片,你就陪她看,并且让她模仿台词表演,你给她掌声……让孩子感觉到和你在一起也是蛮有趣的。

三、与老师进行有效沟通。如实地告诉老师,孩子一直生活在姥姥家,刚刚回来处于适应阶段。妈妈现阶段的任务是先让孩子接受自己,然后才能规范她,赢得老师的谅解。

四、多与孩子同龄人的妈妈交流,了解他们这个年龄段孩子的特点。因为你没有亲手带孩子,对孩子的成长历程不了解,所以你对孩子的要求很难符合孩子的实际情况。多与小朋友的妈妈交流,有一个大样本参照,方便你与孩子的沟通。

赵菁,现在孩子面临着双适应,一是要适应从姥姥家回到你的家;二是适应上小学。两个适应期重叠在一起对孩子的难度太大了,如果你提前半年把孩子接回来,让孩子在充分适应了亲子情之后,再适应学校就好多了。

【丽珊女性幸福心理学】

母亲与女儿之间的情感特别微妙。母亲既是女儿模仿的榜样,又是女儿挑战的对象;女儿既渴望得到母亲的爱,又担心被母亲束缚。女儿如果在情感上不能与母亲有效连接就会造成她人际交往困难和情绪管理失控。《你可以嫁得更好》书中第五章"母亲,你将什么写进我的生命"详尽地介绍了与母亲关系不睦的女孩在婚姻中遭遇的困难。

不要过早地决定孩子的人生轨迹

范雪儿笃定只有发达国家的教育才最适合儿子,才能给孩子的身心发展奠定坚实的基础。当半途而废的儿子终日宅在家中,范雪儿陷入难以名状的痛苦之中……

痛恨基础教育,儿子被老师放弃了

范雪儿衣着简朴,但从衣服熨烫的痕迹中可以看出她是一位追求精致的女性。范雪儿在交流中常常会因为找不到合适的中文而用英文解释。

她在一家美资企业做初级管理,看着公司外籍同事职位高、收入高,自叹人生不公平,所以暗下决心,未来一定要将自己的孩子送到国外,过高品质的生活。

范雪儿有过几次到外国出差的机会,她挤时间参观学校,了解人家的素质教育,看着国外孩子的脸上洋溢着幸福、欢快的微笑,想想国内孩子被学习压得透不过气、面带愁容,范雪儿心想,真是完全不同的生活境遇。

范雪儿说,从儿子上小学一年级开始,她对中国基础教育的痛恨已经到了无以复加的地步。在国际幼儿园,儿子的能力和才华被老师充分肯定,他敢于表现,长得又漂亮,做过小主持人,有众星捧月的感觉。进了小学,生活突然进入灰色状态。国际幼儿园不像国内幼儿园那样教汉语拼音,小学一年级,除了韩鹏,其他同学都已经掌握汉语拼音了,语文课一上来就讲汉字,韩鹏真是输在起跑线上了。

"我觉得小学教育太成问题了,人为地将知识灌输提前到幼儿园。当时我几乎每天都被班主任请到学校,要求我配合抓紧教孩子汉语拼音,并要求孩子书写规范。人对任何知识的掌握都应该先保证准确率,书写则是次要的,可老师偏偏强调要书写规范。我觉得老师的要求不符合认知发展规律,孩子根本都不会,何谈规范?"

范雪儿说,每次和老师交流时,她都会表达自己的观点,老师根本辩论不过她,后来她明显感觉到老师放弃孩子了……韩鹏终日低头耷脑,总是犯错误,被老师体罚,范雪儿多次向校长反映这种不科学的教育方法,非常遗憾没有效果……

"看着孩子痛苦,我的心在滴血,我坚信儿子是聪明的,有才干的,如果在国外一定会出类拔萃……"

韩鹏的英语特别差,初二时,范雪儿利用出差的机会,带儿子到美国,从感情上强化英语学习的动力。回国后韩鹏所有的学科都不学了,一心想着出国,还经常和老师面对面理论,批评中国的教育体制,批驳老师的教学要求……老师也曾和范雪儿沟通过,但得知孩子未来出国,就不再"打扰"他们了。初三时,学校为了保证中考升学率,决定将韩鹏分流进职业学校……范雪儿别无选择,只能送儿子出国。

可是到了国外,韩鹏非常不适应,半年后范雪儿接到学校通知,鉴于韩鹏的心理健康水平,请监护人将他接回国。没有中国学籍的韩鹏回国之后,只能选择每年学费20多万元的国际学校,范雪儿每天早上起床的第一个念头就是"赚钱,供孩子上学"。高中毕业后,韩鹏申请到美国的一个社区大学,可他上了一个学期又回来了,再也不走了……

现在,钱没了,儿子废了,老公也走了……范雪儿不知道生活为什么对自己这样?

我担任一些跨国企业的心理顾问,在与企业员工的交流中发现,一部分人的评价系统已经"去中国化"了,只要遇到困难,第一个念头就是移民到发达国家。面对这样的来访者,我第一个问题就是:"你在国外待过多久?你对国外的评价有多少来自亲身体验?"这个问题常常会让他们更加理性地思考、合理地选择。遇到困难,如果放弃"已知",将自己的幸福寄托于"未知",是不是太过冒险?

很多人用从媒体、书籍、周围同事那里了解的外国教育来评判中国的学校教育,忽略了教育制度与国家经济发展水平、民众职业价值观、社会评价系统之间的互动关系。盲目地质疑使他们难以和学校形成合力,恶化孩子的心理环境。

孩子本来就不想听老师的,毕竟老师的要求严格,可听父母的,在学校的日子就不好过……最终孩子对成年人群体都不信服了,凡是否决学校的孩子对父母同样也否决。父母"尊师重教",保持一颗对教育的敬畏之心,虚心地与老师交流,与学校保持原则上的一致是对孩子最好的支持。

到了国外,还是一只离群"羔羊"

韩鹏长长的头发将脸盖上一多半,他桀骜不驯地半卧在沙发里。

"我看过许多心理咨询方面的书,我不但没有任何心理问题,而且心理素质极好,换个人经历我的生活,可能都疯了。所有这些都是我母亲设计的,她对我的未来有一个假设,然后固执地追逐,根本不顾及我是不是适合或喜欢。现在我长大了,不能活得那么被动了,我要独立地思考未来的职业方向,等我想清楚了,我肯定会努力的。"

"韩鹏,我欣赏你的说话风格——思维缜密、表达准确、有条理。"

韩鹏稍微坐直了一点身体,"谢谢!这么多年来周围人都觉得我眼高手低,甚至觉得我就是祸害——小学和初中,我是老师和同学眼中的祸害,长大后,我是母亲眼中的祸害……"

"你怎么就成祸害了?"他把"祸害"这个词无比自然地用到自己身上,让我感觉有点惊讶。

韩鹏说,小学一年级班主任本来还挺关心他的,让母亲配合好让他快点跟上大部队,但不知为什么,母亲每次都和班主任辩论,弄得班主任非常懊恼。后来班主任就开始罚他了——抄写、跑圈、做卫生。韩鹏的小学主旋律就是"被罚",母亲说,这种体罚学生在国外是要被判刑的。韩鹏仇视老师,在课上和老师辩论,影响了课堂气氛,同学的家长跑到学校要求开除他这个害群之马……

升初中时,母亲花了高额赞助费把他送进了重点学校,结果,韩鹏上课就像听天书,根本听不明白,闲着没事就惹事——睡觉、说话、玩东西……

"那时,我觉得老师特别虚伪,明知道所讲的内容对学生未来没有任何价值,却煞有介事地教学生。每当我撕开老师的伪善面具,欣赏老师哑口无言的尴尬,就感觉特别爽。

"当时母亲天天数落我不让她省心,像父亲一样令她失望。初二时,母亲带我去了趟美国。联想到母亲朋友们说他们孩子在国内不适应,到了国外就顺风顺水,我知道自己的天地在国外。母亲计划让我参加SAT,到国外上大学,但因为中考面临着被分流去职业高中的局面,我只能提前出国……"

到了国外,韩鹏体会到离群索居的感觉,15岁的他社会适应力是有限的,他无法融入一个完全陌生的环境。第一次回国后,感觉自己像夹生饭,蒸不熟也煮不烂。在国际学校里,没有学到任何有意义的东西,一味地"素质"、个性的张扬使他彻底偏离了中国教育的轨道,不能回头……

"您知道国外社区大学是什么概念吗?同学们酗酒吸毒,我回来是为了不同流合污。可母亲不理解,她说我根本不顾及她的感受,为了把我送出国,父亲和她离婚了。原来受母亲的影响,我也瞧不起父亲太过现实,他认为中国的孩子就应该接受中国教育,没必要把出国当救命稻草……现在回想他可能是对的,母亲最不能听到不同的意见,她担心父亲会干扰我,把他扫地出门了。

"不好意思,我说得太多了,您听烦了吧?"韩鹏突然停下来,面带羞涩。畅快的倾诉使他的情绪状态有了很大的改善,脸庞有了光泽。

"恰恰相反,韩鹏,我感谢你信任我,和我说了这么多,让我有机会感受你的感受。"

范雪儿为了她心目中孩子的幸福牺牲了自己的一切,她推崇西式教育,不顾孩子的实际情况,"人在中国,心在外国",将自己的生活经验、价值判断、人际交往模式全部强加到孩子身上,完全剥夺了孩子体验生活细节、选择生活方式的机会。

社会发展使人们有了更多的选择，但每种选择都是机会与风险并存，父母为孩子选择时一定要慎重，稍有不慎就会造成孩子被动体验失败、挫折。范雪儿本来希望儿子通过 SAT 去国外上大学，却过早地将孩子送到国际幼儿园，使他与中国教育之间有了缝隙。小学一年级遇到现实问题，范雪儿没有反思自己，而是一味地指责学校，使孩子失去入轨的机会。

韩鹏的经历在他潜意识里埋下了许多"被伤害"、"被指责"、"被抛弃"的痛点，一旦遇到类似的情境，他的痛点就会被点燃，毫无例外地选择逃跑。在与老师"斗争"的过程中，他坚信"见多识广"的母亲会给他铺就一条通往成功的道路，可现实残酷地告诉他，母亲的招儿不灵，他绝望、愤懑，只能用不在乎来掩饰自己内心的迷茫。

父母一定要让孩子真正参与到职业生涯的规划中来，不要将所有的重担都扛在自己的肩上。现在出现了一个可喜的社会现象，一些"80后"，他们对陪伴孩子充满了敬畏，在孩子很小的时候就选择了心理顾问，随时与心理顾问沟通不同阶段对孩子的教育方向。

尊重孩子，彼此保持一步的距离

范雪儿原本希望通过我对韩鹏的心理辅导，让他学会坚强，勇于面对困难，乖乖回美国继续学业，没想到我会将辅导的部分重心转移到她身上。在辅导的过程中，她经常会用自己掌握的国外情况碎片证明自己的观点，但每次在我的追问中她又不得不承认她对国外的理解存在有"肯定一切"的倾向。

几次咨询使范雪儿能够平和地接受现实了，她同意给韩鹏充分思考自己生涯规划的机会。

母亲的改变感染了韩鹏，他认真地完成我留的每一份心理作业和职业规划作业。在韩鹏的作业中，我发现，他的优势是有爱心，喜欢大自然，热爱动物，有一定的思考能力；劣势是不善于与人交往，情绪管理能力不强；挑战是知识体系不完整，在美国学习期间的不佳表现造成现在面临被拒签，并由此失去继续深造的机会……

最后，韩鹏锁定了自己的职业方向——畜牧师，他想申请去新西兰、澳大利亚学畜牧业专业,他们对这个专业招生有政策优惠。

为了这个目标,韩鹏自己设计了生涯路线图:

第一,马上投入由美国申请转学到新西兰的工作中。在搜集信息的过程中,韩鹏发现澳大利亚的费用比新西兰高很多,他打算选择新西兰,这是他第一次意识到减轻母亲的经济负担。

第二,查寻新西兰哪个大学的畜牧专业最好,并且了解入学的流程和各种细节。

第三,未来留在新西兰的农场工作。

第四,在母亲退休之前,为母亲在新西兰做好她来定居的一切物质准备,并争取邀请父亲一同前往。

面对着儿子的生涯规划,范雪儿落下了眼泪,"儿子真的长大了,我一直认为自己生活经验丰富,希望引领孩子少走点弯路,结果却给孩子添乱了。幸好他有勇气面对残局,否则我一生都会沉浸在挫败和自责之中……"

在全国各地的父母课堂中,我都会问一个问题:"诸位,今天我们培养孩子,未来他们必须给我们养老送终,同意的请举手。"很少有人举手。"他们能够快乐幸福就好了"代表了绝大多数中国父母的心声。可事实上完全不是那么回事,很多父母要求孩子对自己言听计从,经常有孩子告诉我"世上没有无缘无故的爱,父母用爱换取对孩子生命的掌控"。

每个孩子的潜能都是巨大的,当父母将人生规划的责任交托给孩子本人,他们都会拥有责任感、使命感,愿意为自己的人生目标而努力、拼搏。

最后请为人父母者做个小小的实验:紧紧抓住一把沙,然后将手中的沙放到一个容器中;再轻轻地掬一抔沙,放到另一个容器中。看看哪个容器的沙更多些?

有的时候,与孩子保持一步的距离,你会生活得更轻松快乐,孩子也会更大限度地实现自我。

韩鹏一直和我保持联系,他与我分享申请大学的全过程。在启程去新西兰之前,他特意从北京到天津与我告别,长长的头发剪短了,人显得也精神、干练了。

范雪儿也开始了自己的新生活。

【丽珊女性幸福心理学】

在陪伴孩子成长的过程中，父母要极力营造他与周围人友好相处的环境和氛围，这样才有利于孩子身心健康发展。范雪儿固执地认为自己的"西化"思路是正确的、先进的，她像个斗士一样，和中国的教育模式抗争，批驳老师们的"迂腐"，从中她可能体会到无能为力的焦虑，也可能收获眼界"高人一等"的快感，但孩子却只能面对无法融入环境的孤独和尴尬。

心灵作业：父母教养子女的形态

根据父母的教养方式，把父母分为殉道型、伙伴型、警察型、教师型和教练型。根据以下的陈述，你看看自己属于哪一类父母？

殉道型

殉道型的父母把自己完全投入子女的身上，他们愿为子女做任何事，甚至牺牲自己的需求。这种教育的方式会产生许多问题，因为殉道者设定的目标无法全部达成，父母就会产生罪恶感，由此产生过度保护子女的行为。

这类父母的孩子往往因为父母的"替代成长"而丧失自理、自立能力的培养和完善。

伙伴型

主要是那些子女较年长或在青春发育时期的父母，感到应该做子女的好伙伴。他们采用放任主义的政策，让孩子在很微弱的或完全无指导下设定自己的目标、规则及限制。这类父母认为这种方式可以避免由代沟所引起的冲突。由于父母在养育子女时既无法定权力，又无道德约束力，因此伙伴型的教养方式是不实际的。

这一类父母的孩子因为缺乏敬畏而无意中成为群体中的挑战者，由此恶化与权威者的关系。

警察型

这一类型正好与伙伴型相反，警察型的父母要求子女随时随地都得遵守规则，即使一点点的小错误也会遭惩罚。

这类父母的孩子会有两个极端，一是特别窝囊，不敢表达自己的诉求；二是进入青春期会陷入盲目逆反之中，加大成长的难度。

教师型

这类型的父母善于学习,遵循子女身心发展的规律进行教育,重视孩子的发展性。他们会根据孩子的具体情况,发现孩子的优点、潜力,并鼓励孩子不断成长。

这类父母如果选择对了发展心理学的书籍,会给孩子恰如其分的引领,子女就会是比较愉快的、有智能的及成功的。

教练型

这类父母像教练一般有其个人的特性及需要,他们规定家规而照规条教养子女,若违反规条时则受罚。教练型的父母鼓励子女努力、练习,以发展才能。教练可以让不合作的队友离开,或自己辞职,但为人父母的角色是一生保有的。

附录：孩子成长的关键期

第一大关键期　感官发育关键期

第 1 节(0~4 个月) 听觉敏感期

第 2 节(0~6 个月) 视觉敏感期

第 3 节(4~8 个月) 味觉敏感期

第 4 节(6~10 个月) 嗅觉敏感期

第 5 节(0~12 个月) 触觉敏感期

第二大关键期　动作发展关键期

第 6 节(2~3 个月) 抬头敏感期

第 7 节(1~10 个月) 动手敏感期

第 8 节(3~4 个月) 翻身敏感期

第 9 节 (6 个月左右) 起坐敏感期

第 10 节(7 个月左右) 翻滚敏感期

第 11 节(8 个月左右) 爬行敏感期

第 12 节(11 个月左右) 站立敏感期

第 13 节(12 个月左右) 行走敏感期

第三大关键期　语言发展关键期

第 14 节(0~6 个月) 哭闹敏感期

第 15 节(3~6 个月) 学语敏感期

第 16 节(7~9 个月) 认物敏感期

第 17 节(8~11 个月) 称呼敏感期

第 18 节(1~2 岁) 说话敏感期

第 19 节(2~3 岁) 儿歌敏感期

第 20 节(3~5 岁) 诅咒敏感期

第 21 节(3~5 岁) 听、讲故事敏感期

第 42 节 (4~5 岁) 绘画敏感期

第 43 节 (3~6 岁) 偶像崇拜敏感期

第 44 节 (4~6 岁) 探究事物敏感期

第 45 节 (4~6 岁) 数学概念敏感期

第 46 节 (4~6 岁) 审美情趣敏感期

大脑发育的关键期 (0~6 岁)

最早:在还不知道怀孕的时期

孕中期:脑细胞增值,脑细胞链接

1. 1 岁内:脑细胞还在增加

1 岁以后:主要是神经链接

2 岁 60%,3 岁 70%,6 岁 90%

最有影响的营养是 DHA、蛋白质、卵磷脂等

2.视网膜发育关键期:孕 5 个月

视觉组织发育的关键期:4 岁前

3.牙齿发育关键期:

孕 5 周:乳牙牙胚发育,孕 5 月开始钙化

孕 5 月:恒牙牙胚开始发育,出生的时候恒牙的第一对磨牙开始钙化

4.学吃奶的关键期:一出生

5.建立亲子关系的关键期:1 岁前

6.最容易缺乏微量元素的关键期:4~11 个月

7.最容易缺乏的微量元素:钙、铁、锌

8.成长最迅速的时期:孕期、婴幼儿、青春期

9.免疫防护的关键期:孕期

6 个月之内的孩子为无菌儿

6 个月~3 岁免疫空白期

免疫机制的建立 3~12 岁

10.学习咀嚼的关键期:6 个月

11.分辨大小的关键期:8 个月

12.视觉发育的关键期:1~4 岁

13.口语发育的关键期:3 岁前

14.数学启蒙的关键期:3 岁前

15.培养独立生活的关键期:3 岁

16.形象、视觉发展的关键期:4 岁前

17.音乐才能发展的关键期:6 岁前(3~5 岁)

18.学习语言(书面)的关键期:4~5 岁

19.右脑训练的关键期:6 岁前

20.学习习惯培养的关键期:小学 1~2 年级

21.建立规矩的关键期:2 岁半前

22.记忆力发展的关键期:小学阶段

23.学习外国语的关键期:3~8 岁

24.学习独立吃饭的关键期:9~15 个月

第七章　解读孩子的个性，因材施教

心理学的发展使人们接触到越来越多的人格测试，气质类型测试比较传统而稳定。气质是个人心理活动的稳定的动力特征。气质类型强调人在先天环境中形成的稳定的内在特质。气质类型是表现在一类人身上共有的或相似的心理特性的典型结合。构成气质类型的心理特性有感受性、耐受性、不随意反应性、反应的敏捷性与灵活性、可塑性与稳定性、内外倾向性、情绪的兴奋性、情绪与行为特征等。这些心理特性的不同结合，就构成不同的气质类型。如果父母通过观察了解孩子的气质类型，就会因材施教。

丽珊——幼儿气质类型

婴儿出生后即表现出气质上的差异,2 岁儿童就具有气质类型的轮廓。幼儿期,儿童已经表现出明显的各种不同的气质类型。在各种个性心理特征中,气质是最早出现的,也是变化最缓慢的。下面的测试是我综合了二十多年来对幼儿的观察、结合相关的文献进行创作而成。该测试适合于 3~6 岁孩子,该测试供父母观察孩子气质类型使用。

下面我们先介绍几个气质类型的关键词——

感受性:即接受外界刺激的感觉能力。有的孩子"眼尖",总能发现细小的变化,他们对周围环境充满了好奇心,喜欢碰碰这儿,摸摸那儿,属于感受性强;而有的孩子对于变化表现出"迟钝",属于感受性弱。

耐受性:对外界刺激的忍受能力。在嘈杂的环境中,胆汁质的孩子会表现烦躁不安;多血质的孩子会欢蹦乱跳;抑郁症的孩子会缠着大人带他离开;黏液质的孩子则浑然不觉,自顾自地做事情。

不随意的反应性:在没有事先准备的情况下的反应。幼儿园组织跑步,抢跑的孩子属于不随意反应性比较弱。

反应的敏捷性:包括身体和思维的灵活性和敏捷性。

大人拿小孩逗乐子,不同气质类型的孩子表现出来的状态是不一样的:

多血质的孩子会和大人一起逗,非常开心,他们甚至会反客为主,逗起成年人来。

胆汁质的孩子开始会不介意,但如果超出他的承受范围,就会生气,甚至会暴怒。

黏液质的孩子始终很随和地呵呵笑。

抑郁质的孩子当时不会有什么表现,但回去之后经过认真思考,一旦觉察大人说的话伤自尊了,他就会长时间地记住这个伤害,难以平复,甚至就此与逗他的人产生隔阂。

可塑性:即人的适应能力。3 岁入托,有的孩子很快就适应了,和小朋友玩到一起了,而有的孩子则很长时间无法适应,除去父母不当的教养方式以外,多是与孩子的可塑性有关。

情绪的兴奋性:指神经系统的强度特性,外向或内向。

归纳起来,以下表格向大家呈现各种气质类型的特点。

气质类型	感受性	耐受性	速度与灵活性	可塑与稳定性
多血质	低	较高	快且灵活	可塑性强
胆汁质	低	较高	快,但不灵活	可塑性一般
黏液质	较高	高	慢、灵活一般	稳定
抑郁质	高	低	慢且刻板	可塑性低

各种气质类型的特点及父母教养方式

胆汁质

特点:

胆汁质幼儿的中心特点是"急",他们是同龄人中精力最旺盛的人。胆汁质的人又称为兴奋型(不可遏止),属于兴奋而热烈的类型。代表人物为希特勒。

胆汁质的神经特点:感受性低而耐受性、敏捷性、可塑性均较强;不随意的反应性高,反应的不随意性占优势;反应速度快但不灵活;情绪兴奋性高,抑制能力差;外倾性明显。在日常生活中,胆汁质的人常有精力旺盛、不易疲倦,但易冲动、自制力差、性情急躁、办事粗心等行为表现。

胆汁质的男生多表现为敏捷、热情、坚毅,情绪反应强烈而难以自制;女生更多地表现为热情肯干、积极主动、思维敏捷、精力充沛,但易感情用事,不善于思考能否克服前进道路上的重重困难和障碍。

优点:积极进取,不怕困难,热情高涨,直率豪爽,有魄力。

缺点:急躁、暴躁和焦躁,行事鲁莽,易因小事而大发脾气,产生对立情绪,萌生报复心理,办事不考虑后果,事后又后悔,但"虚心接受,坚决不改"。在遇到不如意时,甚至会欺负无辜来发泄不满。

父母教育方式：

胆汁质的孩子一般比较粗心大意，容易出错，情绪不稳定，可能会和其他人打架，做事不踏实。针对这类型的孩子，多作一些手工、画画、书法、围棋类的训练，培养孩子的理性思维，让其静下心来，学会细心分析问题的能力，帮助孩子调节好情绪，慢慢改掉粗心马虎的习惯。

对待胆汁质的孩子，父母需要克制自己的消极情绪，保持好脾气，特别要注意的是，批评孩子时态度一定要冷静有耐心，并给孩子留一段反省的时间。父母不能用简单粗暴的方法对待胆汁型幼儿，否则只会激化矛盾，让他们更加暴躁。

多血质

特点：多血质幼儿的中心特点是"活"。他们是同龄人中最灵活、最融通的人。多血质的人容易形成有朝气、热情、活泼、爱交际、有同情心、思想灵活等品质；也容易出现变化无常、粗枝大叶、浮躁、缺乏一贯性等特点。这种人活泼、好动、敏感、反应迅速、喜欢与人交往、注意力容易转移、兴趣和情感易变换等等。

多血质的神经特点：感受性低；耐受性高；不随意反应性强；具有可塑性；情绪兴奋性高；反应速度快而灵活。

优点：在群体中精神愉快，朝气蓬勃，能迅速地把握新事物。兴趣广泛，活泼好动，善于交际；思维敏捷；容易接受新鲜事物；在新的环境里不感到拘束。

缺点：情绪情感容易产生也容易变化和消失，容易外露；体验不深刻，如果不顺利，热情可能消失。

父母教养方式：

针对多血质的幼儿要教育他们做事专心致志，持之以恒，敢于面对困难，使之养成做事有计划、有目标并努力落实的习惯，引导他们保持稳定的兴趣。家长决不能讽刺挖苦孩子，以免打击他们的积极性。

黏液质

特点：黏液质幼儿的中心特点是"慢和细"。他们是人群中最守纪律、最平和的人。这种人又称为安静型，行动缓慢而沉着，严格恪守既定的生活秩序和工作制度,不为无所谓的动因而分心。黏液质的人态度持重,情感上不易激动,不易发脾气,也不易流露情感,能自制,也不常常显露自己的才能。

黏液质的神经特点:感受性低;耐受性高;不随意反应低;外部表现少;情绪具有稳定性;反应速度慢。

优点:稳重,考虑问题全面;安静、沉默、善于克制自己;善于忍耐,情绪不易外露;注意力稳定而不容易转移,外部动作少而缓慢。

缺点:黏液质的人有些事情不够灵活,不善于转移自己的注意力。惰性使他因循守旧,表现出固定性有余,而灵活性不足。在面临压力时,不但不会主动应对,反而容易采取回避。压力越大,他们越容易通过各种消极形式来放松自己,比如玩游戏聊天等等。黏液质的人喜欢把事情拖到最后去做。

父母教养方式:

家长应引导他们有创意地完成任务,防止墨守成规。家长对孩子的要求既不能太高也不能太低,以孩子经过努力能达到为标准,然后慢慢提高要求,不然这类孩子极易由于压力而感到过分焦虑。告诉孩子要敢于表现自己对群体活动的热情,不要因为过于冷静而被误认为冷漠,被群体边缘化。

抑郁质

特点:抑郁质幼儿的中心特点是"敏感"。他们是人群中睡眠时间最长的人,因为过于敏感而处于疲劳之中。

抑郁质的神经特点:抑郁质的人神经类型属于弱型,他们体验情绪的方式较少,稳定的情感产生也很慢,但对情感的体验深刻、有力、持久,而且具有高度的情绪易感性。

优点:抑郁质的人为人小心谨慎,思考透彻;观察细致、敏感,能够明察秋毫,具有艺术的特质。

缺点:抑郁质的人一般表现为行为孤僻、不太合群、表情腼腆、多愁善感、行动迟缓、优柔寡断,具有明显的内倾性。

父母教养方式：

他们需要父母更多的爱和关注。家长应多带孩子外出，扩大孩子的交往圈，消除其胆怯和害羞的心理，防止疑虑、孤独等消极品质的产生。特别需要注意的是，这类孩子的自尊心极强，父母千万不要在公开场合粗暴批评和指责孩子，否则可能对孩子造成难以弥补的伤害。

我的孩子总是说谎怎么办

胆汁质的孩子精力充沛,乐于表现,但也会表现为暴躁、欺负小朋友。

From:宋雨珊

我的儿子今年 5 岁了,在幼儿园上中班,因为我单位离家远,所以无法接送孩子,为他找了一个小饭桌,每天都是小饭桌的阿姨接送他,我很少有机会和老师见面。儿子活泼好动,像个话痨一样,没完没了地说。每天回家总是绘声绘色地给我讲在幼儿园里的故事,比如幼儿园的老师特别喜欢他,让他吃了五顿饭,开始我还以为是真的,觉得老师对孩子真的太好了;他还说自己是大班长,所有小朋友都必须听他的,不然他就可以打他们,我觉得这有点不靠谱,老师怎么能允许他顺便打人呢?但看着孩子天天乐乐呵呵地,觉得他在幼儿园心情舒畅蛮好的,也没有太在意。

前天老师给我打电话,让我去幼儿园一趟,才知道儿子撒了弥天大谎,首先他根本不是大班长,而是"问题学生":他不遵守纪律,总是制造各种事端;他随便打同学,有时还会咬同学;他吃饭时会把盛饭的大桶弄撒……我的天呀,他的"恶劣行径"真的令我发指。老师说让我带他到医院看看是不是多动症,我当时后背发凉,因为我的同事和朋友中有的孩子就是多动症,太麻烦了,好像根本没有自尊心一样,到初中还经常被请家长呢。丽珊老师,我该怎么办呢?

To:宋雨珊

我理解你的心情:在你眼里活泼开朗的孩子竟然每天都在给你编故事,给你勾画了一幅美好的生活画卷,而现实中他却是老师心目中多动症患者。心理落差太大了。现在我们逐一来分析一下。

孩子说谎有三个原因。一是由于孩子的心理发展特点造成的,幼儿的记忆存在着正确性差的特点,容易受暗示,把现实与想象混淆,用自己虚构的内容来补充记忆中残缺的部分,把主观臆想的事情,当作自己亲身经历过的事情来回忆。这种现象常被人们误认为幼儿在说谎,这是不对的。假如幼儿是由于记忆失实而出现言语描述与实际情况不符,那么不能看作是有意说谎,更不能归结于道德问题。帮助孩子把事实还原,不要把想象的事当成真事。比如,"你非常希望自己当大班长,做老师的助手帮助小朋友,只是现在你还不是,对吗?"一般来说,随着孩子年龄增长,记忆、思维等能力的增强,这种"说谎"现象是会逐步消失的。

第二种是孩子为了达到个人的某种愿望而有意识地说谎,他希望自己是怎样的形象,但现实中他无法达到,于是通过编故事来满足自己的愿望,他发现通过编故事是最简单实现"成功"的方法。

第三种欺骗成年人和隐瞒事实或嫁祸于人,这属于行为问题了。出现这种情况是由外在环境影响的。有的父母总是有意说谎,并且为此沾沾自喜。比如明明在家吃的饭,为了向别人炫富,就说"刚刚从饭店吃饭回来"。由于父母在孩子心目中有一定的威信,潜移默化地他也开始顺口说谎了。又比如,父母对孩子的过失不问青红皂白一概严厉地惩罚,孩子通过说谎来避祸。

要纠正孩子,首先父母要以身作则,"要想让孩子成为什么样的人,父母先成为什么样的人"。其次要耐心、亲切,用孩子能够听得懂的话给孩子讲,比如匹诺曹的故事,只要说谎鼻子就会长长,帮助孩子分清是非。再次,对孩子无意中的过失不要太过严格地惩罚。3~4岁的孩子由于目测力、眼手协调力、空间知觉不准确,常常会事与愿违地犯错误。父母要耐心地做示范动作,帮助孩子提高动手能力。

至于孩子是不是多动症，千万不要简单地给孩子贴标签，避免由此引起孩子的自卑心。我将相关的常识讲给你，你对照一下孩子的日常行为。

"多动症"是儿童常见的一种以行为障碍为特征的综合征，一般在7岁以前出现，典型发病年龄为3岁。主要特征是：

1.活动多而杂乱，缺乏组织性和目的性。他不能专注于一项活动，上课时会在座位上来回移动。

2.注意力不集中。注意力集中时间短，容易分心，周围的声响、活动都能吸引他的注意力。

3.情绪不易控制，行动冲动，不考虑后果。

4.运动的协调性差。

5.有知觉、语言、记忆的障碍。如辨认符号和声音费时很久，搞不清含义。

6.特殊学习困难，如史地好，但数学不好。

7.不良行为。80%的患儿有好打架、好顶嘴、执拗、霸道、纪律性差等不良行为。

你看孩子有几条符合呢？根据你的描述，我觉得你儿子还不是多动症，最多可能是铅中毒，研究发现，多动症孩子一半以上血中含铅量高，你带他进行血液检查，如果是血铅高，吃些降铅的药，孩子的"症状"就会减少或消失。

针对孩子的现状，我建议你们父母从以下几个方面帮助孩子。主要采取合适的认知活动来改善孩子的注意力，克服分心，并通过合适的训练程序，减少孩子的过度活动和不良行为。

1.分散学习。将孩子的学习时间化整为零，每隔十分钟稍微休息一下，学习环境尽量保持安静、舒适、单纯。除了学习用品外，不要放任何分散注意力的东西。

2.及时评价。当孩子能够安静地做功课或小动作少时，给予及时的表扬。

3.程序训练。用指导语训练孩子控制和指导自己的行为。如先让孩子观察成人大声自言自语地做作业，然后让孩子在成人旁说指导语下做作业。比如："现在我要背诵语文课文，我首先要认真地读一遍……然后好好想想，理解了，试着背背。"

【丽珊女性幸福心理学】

     如果父母经常干涉孩子的活动,在孩子做错事时多批评甚至体罚,特别容易引发孩子因为焦虑而分心、冲动和多动的表现。耐心的母亲是孩子的福音。

怎么哄小孩睡觉

多血质的孩子乐观开朗,却不太会自我反思、不太善于观察别人的情绪和表情。帮助孩子养成良好的行为习惯在一定程度上可以协调与幼儿园老师的关系,以此为孩子营造良好的心理环境。

From:杜潘霞

我的儿子3岁了,他简直就是混世魔王,他有太多奇怪的想法,主意多多,人也聪明,现在已经会背许多古诗了,给我们带来很多快乐的同时,也让我们无计可施,在外人面前有些尴尬。

现在最让我抓狂的是每天晚上哄他睡觉,他睡觉前都要向我提出很多的要求,一般得折腾两小时左右,把我弄得筋疲力尽,怒不可遏,将他狠狠地打一顿,他一边哭一边睡着了。看着他脸颊上挂着眼泪的睡相,我又特别心疼,有时我也会掉眼泪,下定决心明天无论他怎么闹也不在睡觉之前打他……可转天他又会这样,我又控制不住自己打他……我和孩子之间就是这样恶性循环。我担心孩子每天带着恐惧、愤怒睡觉,会给他的心灵带来阴影。但我又不能任由他胡闹不睡觉,况且我白天上班,晚上带他,老公基本都帮不上什么忙,只有他尽快睡下之后我才能接着干家务。唉,结婚前我也是家里的公主,什么活儿都不干,现在成了带工资的保姆了。

儿子上幼儿园的第一天就很适应,精力充沛,上课时不管自己会不会都举手回答问题,上台表演节目……开始老师挺喜欢他的。但随着小朋友都逐渐适应了,我儿子的问题凸显出来了。他一到中午午睡,就成了全班的祸害,不但他自己不睡,而且还会扰乱秩序,给小朋友讲故事、背古诗,向老师提出各种各样的问题。老师反感他了,上课就算知道他会也不再叫他起来回答问题了,小朋友的妈妈们也都讨厌他,经常在网上妈妈圈子里说我儿子又没有午睡,又把小朋友推倒了……我都怵头接孩子去了,那些妈妈们总是和我说:"你可得好好管管孩子,每天我们孩子回家都讲你们孩子午睡时又怎么捣乱了。"尽管妈妈们都笑着说,但我能感觉出来人家的不满,我特别无地自容,只能唯唯诺诺地说回去一定好好教育,可事实上,我自己也面临同样的困难,如果有办法我早先解放我自己了。

我每次回家都训斥儿子,告诉他在幼儿园要做这个,不要做那个,最近我发现儿子已经有些不愿意去幼儿园了,那天我早点到幼儿园,发现儿子在墙角罚站,眼巴巴地看着小朋友们玩游戏,我心里特别难受,眼泪不由自主地流下来。我儿子开始那么适应幼儿园,那么热心地去幼儿园,但迎接他的却是老师的反感、小朋友的排斥、小朋友妈妈们的指责,现在已经不愿意去了……我儿子真的是输在起跑线上了。丽珊老师,您给我些指导吧!

To:潘霞

我特别理解你此时的心情,我儿子当年去幼儿园前的假期,我天天带他到幼儿园外,眼巴巴地看着里面的各种器械,告诉他,等开学了,他就可以每天都进到院子里玩了。一个假期他都盼着去幼儿园。刚入园时,他全然没有其他小朋友的哭闹和不适应。但因为他太爱幼儿园了,太把自己当主人了,动作和话都太多了,被幼儿园老师不喜欢了,他每天早上也开始像其他小朋友一样哭着不愿进去,嘱咐我一定要早接他……孩子第一次进入社会,面临社会规则时出现不适应是很正常的。

你孩子的各种行为特征比较接近多血质,建议你充分学习多血质孩子的父母教育方案,千万不要在孩子这么小的时候就扭曲他的天性,如何在保持天性的同时又能遵守纪律,和谐与幼儿园老师和小朋友的关系是关键。

潘霞,你目前的心理状态很让我担忧,哄孩子睡觉本身就是一个很有技术含量的事情,你的不容易具有普遍性。要以积极科学的态度面对,而不能认为自己"操心了还丢人现眼"。因为你一旦这么想就会产生比较大的负能量,势必投射到孩子身上,那样的话你和孩子之间就会陷入负性情绪的互动之中。

要想解决这个问题,我们就必须先弄明白为什么孩子在妈妈哄睡觉的时候出现这种状况呢?

一是这是妈妈和孩子之间最专注的时间。平时孩子尽管在妈妈身边,却很少能够感受到妈妈将全部的注意力投入到孩子身上,而哄孩子睡觉的时候,妈妈会把所有其他的事情都放到一边,全身心投入。在孩子看来这是一个很高效的亲子互动的机会,他不觉得自己是在捣乱,而是觉得在与妈妈做游戏。

二是此时孩子的要求往往能够得到妈妈的应允,为了让孩子睡觉,妈妈会放弃平时的原则,孩子由此"症状获益",平时不能得到满足的要求都留在睡觉前提出来。

三是妈妈在睡前和孩子的应和让孩子习惯了睡觉前是可以向成年人提出要求,和成年人做游戏的时段,在幼儿园也就如此了。孩子的行为会引起老师的反感,并形成对孩子的成见,成为大家心目中的"问题孩子",面对大家的排斥,孩子自然就不愿去幼儿园了。

妈妈哄孩子睡觉工夫在平时。

一、每天安排一个专门亲子互动的时间,比如晚饭后,妈妈专注地与孩子一起玩一段时间,给孩子留下美好的印象。

二、每当哄孩子睡觉的时候,家里的一切音响都关闭,关上大灯,将光线调暗,躺在床上给孩子讲故事,妈妈要调节自己的声调,越来越慢,越来越低,营造睡眠的氛围。

三、给孩子讲的故事要从简单开始,方便孩子复述,每天给孩子主讲一个故事,以便孩子字字入耳,转天在亲子互动时间让孩子复述故事,如果复述得好就给孩子奖励,以此锻炼孩子的聆听能力、记忆能力和语言表达能力,并且鼓励孩子将自己会讲的故事讲给幼儿园的小朋友,让孩子得到群体的认同,提高他的自信心。

四、假如你事先约定孩子应该在半个小时内睡着,如果超过了这个时间孩子还没有睡着,你在确保孩子安全的情况下,转过身子,背对着孩子"进入梦乡",孩子自己玩会儿也没有意思了,慢慢安静下来也会入睡。

对于学龄前的孩子一定要养成按时睡觉的习惯,一旦生物钟形成,每到睡觉的时间他就会产生条件反射,主动睡觉了。

【丽珊女性幸福心理学】

为孩子养成良好的行为习惯是父母给予孩子最好的礼物。怀孕时如果能够系统地学习婴幼儿心理学,了解孩子不同阶段的各种感知觉发育的关键期,不仅做到心中有数,而且还可以制定科学的成长计划表,在陪伴孩子成长中逐一落实。

女儿的嫉妒心太强了

抑郁症的人感受性超强,明察秋毫,使得他们特别累,是人群中睡眠时间最长的孩子。父母要多多关心孩子的内心感受,避免伤着孩子的自尊心,小学阶段是孩子自我形象形成的关键期。

From:杨玉红

丽珊老师,我这个春节过得太别扭了。我和老公都是工薪阶层,但我们特好面儿,生怕在哪些方面不如人被笑话。女儿上学,我们托人将女儿送进一所重点小学。同学家非富即贵,穿名牌,吃名牌,小学一、二年级都已经出国好几次了,老师在家长会上表扬这些孩子作文写得好,有见识。我担心孩子在这样的环境里产生自卑,觉得自己不如人,我们两口子商量一下,抓紧带孩子出国长见识吧。今年寒假我们一家三口去了趟新加坡,再远的地方咱去不起,反正也算是出过国了。

丽珊老师,和您实事求是地说,我第一次出国,心里挺虚的。生怕露怯让人瞧不起,当时我就下定决心傍上一个有经验的人。旅游团里有一大家子人,舍得花这么多钱老老小小旅游的肯定是有钱人,恰好他们家有两个小孩,这让我找到接近他们的借口。您也别说,两个小男孩长得很好看又帅气,浑身上下都是名牌,更为难能可贵的是人家孩子能说会道,嘴还挺甜。我看着这个痛快呀,如果我女儿像人家就好了,随我的心了。我女儿整天睡不醒,什么事情都打不起精神来;小里小气、特别敏感,经常找骂;任性、挑食、不喝水、偶尔说话还哪壶不开提哪壶……和人家一比真是没什么优点了。

我观察旅行团其他团员都是吃过见过的主儿,他们自得其乐,基本不和我们多说话,我本来就是好热闹的人,不说话心里就空落落的。我决定就傍那家子了,他们人多又有小孩,我凑过去,人家还真和我说话,人家接受咱就得感激人家。丽珊老师,您说我能给予人家什么呢?只能尽量发现人家孩子的优点,使劲地夸两个孩子,让女儿从各个方面好好向人家学习……女儿根本不理解我的苦心,总是闷着一句话不说,幽幽怨怨的,她偶尔拉着我的手问我:"妈妈,你还爱我吗?"多愚蠢的问题,我花这么多钱带她出国旅游图什么呀?能不爱她吗?我就瞧不起她这份小气,没自信。我告诉她:"只要你听话,我就爱你。"

那两个孩子被我夸奖美了,总是缠着我,让我领着,人家这么有钱人家的孩子让咱领着,那是瞧得起咱,我很得意地一手领一个,老公说我"受宠若惊"。本来嘛,人家孩子什么场面没经过,什么人没有见过,还能让我领,这就是我的人格魅力。我女儿特别不识相,每到这个时候就凑过来,推开人家,让我领着她。人家孩子妈妈就把孩子从我身边叫回去。丽珊老师,您说她怎么这么小心眼儿,嫉妒心这么强呢?我可看不上她这点了,扫兴的人,我甩开她不领她……女儿更沉默了,先是不吃饭、不喝水,还总是啪嗒啪嗒掉眼泪,我就讨厌她这尿样。晚上很早就睡了,早上还起不来,为了叫她,我都无法吃顿丰盛的早餐,有一次我们一家三口都迟到了,全团的人都等我们,您说这不是露怯吗?我急了,批评她,她就说,"反正你也不喜欢我,抓紧找你喜欢的孩子去吧!你别和我们回了!"您说这多让我下不来台。后来她挑人家孩子的不是了,我可不能让人家笑话咱是护犊子,更不能让人家觉得我孩子没家教,于是大声训斥她,她竟然不懂好歹和我顶嘴,我就狠狠打她,老公也在旁边帮腔,说孩子不打不成器……

整个旅游团二十多人就剩我们家乐儿了。这一路上,导游带着进去的所有购物点,我都为孩子买东西,咱穷家富路,不能让人小瞧了咱。女儿一点都不领情,拉着个脸,从来不和我们走在一起,总是一个人走在队伍最前面。

回家之后,她还是不理我,每天都闷闷地坐在那儿,那表情就像《红楼梦》里的林黛玉一样。哎呀,我们两口子没本事,没钱,但到哪儿都敞敞亮亮的,这孩子怎么就不随我们呢?丽珊老师,您说我这不是花钱结冤家吗?这次旅游几乎花了我全年的收入。女儿不但不懂我的苦衷,还记恨我了,这孩子才刚小学二年级,心理是不是变态呀?

To:玉红

　　真是可怜天下父母心呀!你真累,做你的孩子更累。

　　玉红,你和老公本是工薪阶层,但做事总是攀个高,将孩子送进家庭"非富即贵"的重点校。给孩子创造好的教育环境没有错,但前提是孩子和父母都具有强大的内心,不为周围环境所干扰,更不能陷入盲目的攀比之中,那样孩子不但不能收获自信,反而让孩子强化了自己与同学的差异,造成压力。

　　玉红,你为了不让孩子在同学面前露怯,花了将近一年的收入带她出国旅游,这种选择本身就欠妥,因为超出自己经济承受力的旅行使她难以放松,因此给旅游赋予了太多的含义。你希望通过这次旅游使女儿在班里有自信了,她也是小学二年级就出国旅游的人了。但这次旅游对孩子成长来讲不但没有积极的意义,反而会激发她的自卑。她为自己的家庭出身自卑,为母亲不爱自己而自卑,为当众被父母打骂而自卑。玉红,对于你女儿这个年龄的孩子来讲,她还不懂什么门第,只要有父母的爱,孩子就会有自信,就会有小公主的感觉。

　　玉红,我觉得你内心缺乏安全感,你是为了自己的现状而自卑。你的表现真的让孩子自卑了,一个孩子看着自己的妈妈不断地迎合人家,为了逢迎人家而不惜牺牲自己女儿的自尊,在她的潜意识中将刻录下"自卑"。你第一次出国,希望能够和旅游团里说得上来又有过出国经验的人靠拢是很正常的,但为什么要以牺牲孩子的自尊为代价呢?你为了迎合人家不惜责骂女儿。你的女儿多可怜呀,她走出国门,内心同样充满了不安,但她没有依靠,连自己的母亲都会拿她的缺点和人家孩子的优点比,在人群中她就是一个陪衬人儿、一个小可怜儿,母亲通过打压她来反衬别人家孩子的高大,一个连自己母亲都不喜欢甚至厌烦的孩子怎么可能得到别人的喜欢呢?她最多得到的也只是别人的同情。我觉得你真的很累,在你们娘俩中你更缺乏安全感,你的行为本身就已经露怯了。

　　玉红,根据你的描述,我觉得你的女儿具有抑郁质的特质,这一类型的人敏感、悲观、自哀自怜,他们对周围环境的觉察能力是最强的,所以他们需要长时间的睡眠来缓解紧张和压力。

玉红,咱们天津人懂礼好面儿,但好面儿也得有个度,一旦超越了合理的限度,就会朝着相反的方向发展了。你为了让孩子有过出国旅游的经历,用了将近一年的收入;你为了避免被别人笑话,每个购物点你都买东西;你担心落一个护犊子的名声,当着众人的面打孩子……你所做的一切都是为了别人,却单单没有考虑过女儿的心理感受。

玉红,如果你认同我以上的分析,就主动和女儿进行沟通,将自己出国时的内心顾虑逐一地和女儿说出来,你要让她知道你所做的一切"反常"行为都是出于担心被人家瞧不起,让她体察到你的苦衷和内心的不安。

玉红,爱孩子不一定给予她超出自己承受力的物质享受,而是发自内心的认同、信赖、支持。孩子很快就要进入青春期了,千万别让这次旅游成为她内心的一个痛点,并发酵成为未来反叛你的一个理由!

【丽珊女性幸福心理学】

为了获得成年人的认同而过分逢迎人家孩子本身就是自我内心卑微的表现,如果再褒奖人家孩子而不惜牺牲自己孩子的自尊则是大错特错。父母的这种行为会激发孩子的卑微感、嫉妒心,甚至会引发孩子的"反社会行为"。

孩子成长的助力是:在家庭中获得来自父母的接纳、欣赏、理解、关心、重视;在学校能够获得来自老师、同学和其他人的爱护、肯定、重视、赞扬、鼓励。

孩子成长的阻力是:在家庭中被父母放弃、责骂、虐待、误解、否定;在学校被老师、同学或其他人讥笑、羞辱、孤立、忽视、贬抑。

让孩子成为受欢迎的人

游戏技能高、性格温和、能够照料自己的生活还能帮助老师做一些组织工作的孩子是受群体欢迎的孩子。

From:朱晓楠

我儿子今年 6 岁，在幼儿园上大班。他天性软弱，别人的攻击都默默承受，从不会反击。他这点特别随他爸爸。我是一个急脾气的人，说话办事雷厉风行，真是看不得他那么慢慢腾腾的样子，所以经常吼他和他爸爸。最近在网上的妈妈圈里，我经常看到其他小朋友的妈妈夸我儿子，说他脾气好，总是帮小朋友扔垃圾，还帮老师收碗、擦桌子……他在家什么都不干，怎么跑到幼儿园成了小保姆呢？这不是存心欺负我们孩子吗？我问孩子，他说在幼儿园里没有小朋友跟他玩儿，但如果他要为他们扔垃圾，或者把自己的东西送给别人他们就会跟他玩了……他说这话时态度特别平和，甚至还有点得意，没有丝毫的生气或抱怨。这不是任人宰割吗？这么窝囊以后怎么适应社会呀？我悄悄地去幼儿园观察，看儿子在班里坐最后一排，看别的小朋友玩，脸上露出羡慕的表情……这叫什么事呀？

丽珊老师，我想帮他，却又无能为力，不知道怎样才能让他在幼儿园硬朗起来。

To:朱晓楠

根据你的描述,你的孩子不是被欺负,而是具有黏液质的特点。他的性格有先天遗传因素,也有后天环境的影响。你的儿子性格中有他父亲的影子,同时和你的性格也有直接关系,你寥寥数语已经暴露玄机。你是急脾气,看到孩子慢慢腾腾会吼他和他爸爸,这岂不让孩子更加退缩呢?

晓楠,你的急脾气可能会替代他做许多的事情,表面上你付出得多,实际上是剥夺了孩子成长的机会,造成他的生活自理能力不强,在群体里缺乏获得表扬的机会。孩子现在发现自己帮助老师收拾碗筷,帮小朋友扔垃圾能够得到认同……使孩子由此成为老师的小助手,得到老师的喜欢,小朋友的羡慕。这就是为什么在你看来是被欺负,而孩子却很得意的原因。

晓楠,你说自己是急脾气的人,办事雷厉风行,这种性格对周围的人本身就是压力。孩子的父亲面对你肯定选择隐忍,而孩子在旁边也学到了隐忍,不敢表达自己的诉求。想让孩子的性格更加开朗首先要让自己的急脾气慢下来,无论是对孩子还是孩子的父亲都和风细雨一些。这样给孩子营造一个安全、舒适的心理环境,鼓励孩子敢于表达自己的需求。

晓楠,下面我们具体说应该如何帮助孩子吧。

一、鼓励孩子在家里做一些家务,小孩子的潜力是无穷大的。上一章"有规矩的孩子招人爱"中的母亲面临着教子困难的问题。4岁的老大总是制造麻烦,打9个月大的弟弟,母亲采取了许多强制手段都无法改善特向我求助,我建议他在弟弟面前树立大哥的榜样形象,邀请老大做家务,小家伙可以把饭碗洗得如新,可以将沙发后面的脏东西清理干净。孩子由此培养起家庭责任感,他真正成为父母的助手、弟弟的保护神了。放手帮助孩子学习一些家务,让他学会生活自理,同时可以在家帮助父母,在幼儿园帮助老师。

二、鼓励孩子帮助别人。你说孩子如果想加入同学的前提是帮别人扔垃圾,好像很委屈的样子。其实这是一件好事情,让孩子从小树立助人的意识,提高助人的能力。

90年代初,我的一个学生孙东朝,初中时代,他超前学习,中考以不俗的成绩考入耀华中学。但自高一年级下学期,他的成绩就稳定在班里最后了。孙东朝有过短暂的焦虑之后，马上找到了自己在班里的位置，终日乐呵呵地为大家服务，承包了班里的卫生，我问他累不累？"同学们才累呢，学习是最辛苦的事情，我的成绩不好，就为大家服务吧，让他们有更多的时间去学习，成绩再提高一些，弥补我给班级平均分带来的损失……"老师们都很喜欢他，进入高三年级，老师指点他专攻基础知识，单独给他留个性化作业；同学们也将自己觉得有意思的题目讲给他……高考时，孙东朝以 580 的高分考入了天津大学……孙东朝经常和我说："我妈妈说我是傻人有傻福，妈妈还告诉我'有人缘儿才能有饭缘儿'……我带着全班同学和老师的智慧走进考场，他们都是我的贵人呀！"

"谁是我们的贵人？"我在上课时经常问同学这个问题。许多人误认为贵人是拥有权力、权威、能够掌握别人命运的人……如果真的是这样，那贵人就太少了。请问：如果你情绪低落，给你一个微笑，让你感觉自己并没有被所有的人抛弃，那个人算不算是你的贵人？如果你摔倒了，把你扶起来安顿好的人是不是你的贵人？当我们调整了对贵人的界定标准，贵人随处都是。

"如何遇到我们的贵人？"经常有人叹息自己一生都没有遇到贵人，其实贵人是我们自己培养的。在高三冲刺阶段，同学之间都不自觉地建构"知识壁垒"，彼此之间都是"恶人"，但为什么对孙东朝却能够开放呢？你可能会说孙东朝的成绩不好，不构成任何竞争。就算这样，大家也可以将给他讲题的时间用于自己的复习嘛。其实更主要的原因是孙东朝是个好人，为大家奉献了时间、劳动和爱，谁都不愿意单方面地获得他人给自己的馈赠，所以都用孙东朝最需要的"知识、分数"来回报他……想想看，别人眼中的"恶人"，却是孙东朝的贵人，秘密就在孙东朝平时的为人处世。所以我常跟为人父母说，如果孩子没有太多的特殊能力，就让孩子乐于助人吧。

三、帮助孩子培养玩的本领。在小朋友中会玩的孩子往往被追捧，根据幼儿园对孩子们的活动安排，在家里集中练习，比如摆积木、翻绳，让孩子能够做得比一般同龄人强，这样就会获得人缘儿。

【丽珊女性幸福心理学】

进入幼儿园之后，孩子就开始进入社会生活了，父母要根据社会对人的评价标准进行缩小版，开始培养孩子成为一个受人欢迎的人。

心灵测试：丽珊——幼儿气质类型测试

请你在回答这下列二十八道题时，根据对孩子的观察给每题打分，很符合孩子情况的为 A,记 4 分；比较符合的为 B,记 3 分；比较不符合的为 C,记 2 分；完全不符合的为 D,记 1 分。

题号	题目	A	B	C	D
1	孩子总是连蹦带跳,手舞足蹈,走路都不会好好走,经常跑来跑去,不知疲倦。				
2	孩子易于察觉别人不易察觉的事情。				
3	孩子大多数时候总是开开心心的,即使有不高兴的事情也会很快忘却。				
4	孩子在受到委屈或是不开心时,会自己躲到一边抹眼泪。				
5	给孩子一种新的食物,孩子会很快接受。				
6	孩子不喜欢说话,喜欢一个人玩,有时会推开凑过来的小朋友,更不容易和陌生人接触。				
7	孩子理解事物快,上课积极举手发言。				
8	孩子的睡眠特别沉,一般不会被外界的响动所惊醒。				
9	孩子上课时坐不住,随便站起来,或在椅子上乱动,常常发出叫声。				
10	孩子的情绪不易外露,受到表扬时,也没有什么表示。				
11	家里来人时,孩子特别兴奋,不断在客人面前转,还老爱插话。				
12	孩子很自制,事情一定做到自己满意为止。				
13	孩子性子很急,一切动作都是快的。				
14	孩子的睡眠时间比其他小朋友都长。				
15	孩子好动,动作的协调性不错。				
16	孩子受了委屈,负性情绪会持续很长时间。				
17	孩子爱逞能。				
18	孩子上课时很安静,总是一个姿势坐着。				
19	孩子对他不感兴趣的课不能集中注意力,常做小动作。				
20	孩子上课注意力集中,不受外界影响。				
21	孩子玩玩具时,如果有什么响动,马上会停下玩耍去看发生了什么事。				
22	吃饭时,不管饭菜多么好,从不见他大口吃。				
23	孩子能较快地适应新环境。				
24	孩子会固执地将东西放回原处。				
25	孩子在玩的时候,总是左挑右拣,不断地变换玩具,对每个玩具都没有太大的耐性。				
26	孩子的一切动作都比较慢。				
27	孩子喜欢和小朋友一起玩,并能够成为小领袖。				
28	孩子平时不活泼,表现为安静和退缩。				

请将以上各气质类型相关的题目得分相加，如果某类气质得分明显高出其他三种，并均高出四分以上，则有可能为该类气质。如果你的孩子某一种气质得分为 12 分，说明他具有这种气质类型的特点，如果得分为 16 分，说明他是这种气质类型；如果 20 分以上，说明他是典型的这种气质类型的人。

气质类型 得分							
胆汁质	1	5	9	13	17	21	25
多血质	3	7	11	15	19	23	25
抑郁质	2	6	10	14	18	22	26
黏液质	4	8	12	16	20	24	28

在现实生活中，只有少数的人属于上述四种典型的气质类型，大多数人属于介于两种气质类型之间的中间类型。两种气质得分接近，其相差低于 3 分，而又明显高于其他两种气质，高出 4 分以上，则定为两种气质的混合型。但并不是所有的两种气质都可以混合。那么哪两种气质可以混合呢？请看下图：

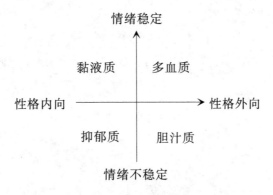

丽珊—气质类型示意图

根据 20 年对气质类型的研究和大量实际测试跟踪分析，我创立了丽珊—气质类型示意图，用坐标系直观地反映气质类型的特质。

我以情绪内在稳定性与否做纵坐标，正向为稳定，负向为不稳定；以外显性格的内外向为横坐标，正向为外向，负向为内向。由此四个象限代表了四种气质类型的基本特点。

外向且稳定的是多血质；外向且不稳定的是胆汁质；内向且稳定的是黏液质；内向且不稳定的是抑郁质。在这里我要强调一点，"情绪的稳定"是指情绪波动的振幅大小，比如多血质和黏液质的情绪波动振幅相对于抑郁质和胆汁质就会小很多。但情绪不稳定并不意味着心理不健康。

由此我们不难看出：

多血质和黏液质可以混合，它们的共性是情绪稳定；

抑郁质和胆汁质可以混合，它们的共性是情绪的不稳定；

多血质和胆汁质可以混合，它们的共性是性格外向；

黏液质和抑郁质可以混合，它们的共性是性格内向。

人的气质类型是无所谓好和坏，只是为因材施教提供了科学依据。每一种气质类型的孩子都能成才。对幼儿的教育必须考虑到幼儿的气质特点，只有在了解儿童心理发展的年龄特征基础上，全面充分地了解每个孩子的气质类型特征，才能找到适合自己孩子的有针对性的教育方法，为孩子的身心和谐成长保驾护航。

第八章 帮助孩子建立安全型依恋模式

幼儿的依恋模式

依恋关系是本丛书一个连贯的话题。幼儿阶段不同的教养方式会促成依恋模式的形成，本书通过三个案例告诉读者，幼儿阶段不当的教养方式会无意中让孩子形成不安全型依恋，父母要了解孩子的诉求，以此来帮助孩子形成安全的依恋模式。不同的依恋模式在人际交往中有不同的表现，《给孩子不伤害的爱》一书中突出青春期中的不安全依恋模式的孩子将会有哪些表现和修正的方案。《你可以嫁得更好》中详细地阐述了成年后在亲密关系中不安全型依恋的人会有哪些误区，他们的表现怎样断送感情或造成婚姻的不和谐。那么我们来看看幼儿时期区分不同依恋模式的要点吧。

70 年代末，美国有一位女心理学家玛丽·艾因斯沃丝设计了一种专门研究幼儿依恋的方法，叫作陌生情境测验。在这种测验中，她先让妈妈抱着孩子进入一间实验室，玩几分钟玩具后，让妈妈离开房间，观察孩子的表现。过一会儿，妈妈回来，再观察孩子的表现，以此来判断孩子是属于哪种类型的依恋模式。

第一种是安全型。在母亲站起来要离开房间时，孩子会焦虑，会追着母亲，但是过一段时间，孩子慢慢安静下来，继续玩玩具。等母亲回来时，孩子很开心，两只手张开，期望母亲抱，母亲把孩子抱起来，一会儿他就不要母亲了，继续玩玩具去了。这种类型的人在人群中占 60% 左右。他们长大后会有足够的安全感和满足感，在人际关系中会有正常的表现。

第二种是回避型。当母亲站起来要离开房间时，孩子漠不关心，好像跟他没有一点关系。母亲回来后，孩子仍没有什么反应，继续将自己的注意力投入到玩具上，这样的孩子往往被父母误认为听话、好带，"不哭的孩子没奶吃"。心理学家研究发现，一般情况，婴孩发出八次爱的邀请，没有得到回应，心中感受到被拒绝，就选择放弃。这样的孩子成人后在人际关系中经常抱怨对方看不到自己的付出，没有给予自己爱，或给予的爱远远不及自己所付出的爱，他们不会用积极的方式沟通，改善关系，而是压抑自己的愿望，表现出无名的绝望。这种类型的人在人群中占 20%。

第三种是焦虑—矛盾型。当母亲站起来要出去时，就抱住母亲的大腿不让母亲走，追到大门口，母亲走了之后就大哭，安静不下来，不再玩玩具……当母亲回来时，焦虑型的孩子就跑过去，牢牢地抱着妈妈，有的孩子还会打妈妈。他们抱着妈妈紧紧不放，再也不去玩了，生怕妈妈还会走。这类孩子成人后，在人际交往中总是希望将朋友和自己牢牢地捆绑在一起，不允许别人介入到他们的友情之中，使朋友感觉到窒息，被迫选择逃离，而朋友的逃离使他再次证明一定要紧紧捆绑友情。这种类型的人在人群中占 10%。

第四种是紊乱型，当母亲要走时，他想要追上去，却又僵在那里。更让人触目惊心的是母亲回来时，孩子把双手张开，人却是向后倒退。为什么会有这样的现象？出生在暴力的家庭，生理上受到侵害的孩子往往会成长为紊乱型，他认为他最爱的人恰恰是带给他最大痛苦的人。在人际交往中往往处于两难状态，渴望和对方成为朋友，却不知道这种友情会带来什么样的后果，充满纠结，反复地考验对方，直至对方放弃交往。这种类型的人在人群中占 10%。

母亲与幼儿相互作用的行为反应既与母亲本身的性格特点、价值观、教养水平及其对幼儿的期望有关，同时也受幼儿特点的影响，特别是幼儿的气质特点。心理学家指出，在幼儿期，孩子的气质特征都经常地、强烈地影响着母亲对幼儿的态度和行为，使母亲对不同气质特征的孩子反应不同。一般地，对容易型的幼儿，母亲倾向于反应积极、充满抚爱，与他们交往机会更多，给予更多的注意、关注与抚爱；而对困难型幼儿，母亲则倾向于反应消极，责备甚至惩罚孩子，或者因为幼儿的经常性的大声哭闹和反抗而束手无策、无可奈何，很难给幼儿提供耐心、积极、循序渐进的指导。幼儿从一出生就有不同的情绪、行为模式，加上本身先前存在的倾向，母亲给予幼儿会有不同的对待，同时，母亲的反应又影响了幼儿依恋的性质。而孩子的特征则是怀孕时期给孩子刻录在潜意识的内容。依恋模式一旦确立，将直接影响孩子的人际交往和亲密关系。

我的女儿对什么都很冷漠

当孩子期待从父母身上收获爱的愿望总是无法得到满足时,容易形成回避型依恋模式。父母希望孩子成为什么样的人,就先让自己成为那样的人,榜样的力量是无穷的。

From:商又之

丽珊老师,我的几位朋友都跟您咨询过孩子成长的问题,您给她们的建议详细而且极具可操作性,效果明显。她们建议我在教育孩子中遇到什么问题一定向您求助。我先谢谢您了!

我女儿今年 6 岁了,平心而论,她的确比同龄人聪明、沉着,遇事从来不慌张。但她太理性了,缺乏最起码的感性,有时她很冷漠。有一件事一直困扰我,每到周末我都会给外婆和奶奶打电话,女儿是由两位老人带大的,每次我都叫她过来跟老人说几句话,但这对于她来讲简直太困难了,大多数时间根本叫不过来,就算勉强把她拽过来,她也愣愣地看着听筒,不说话。我特别尴尬,总是替她在老人面前打圆场,生怕老人心里不舒服,这孩子的心冷冰冰的,像个白眼狼。我特别注意培养她的爱心,前些日子,我和她一起看电视剧,剧中一个小女孩照顾她的妈妈,我以为是好的教育时机,很真诚地说:"宝宝,妈妈腿疼,你帮妈妈揉一揉吧！"女儿面无表情地说:"妈妈,你是装的吧?"弄得我挺尴尬。

女儿刚上一年级,班主任告诉我,女儿在学校根本不和同学玩儿,同学靠近她,她就会表现出极不耐烦的样子,有时甚至会说:"躲我远点。"我问女儿为什么不和同学玩儿,她说没有什么好玩的,看着他们幼稚的样子就烦。我本人比较中性,在与人交往中不招人待见,比别人付出得多,但收获的特别少,所以我可不想让女儿成为这样的人。

语文课上女儿读课文时没有丝毫的感情投入,十分生硬,老师让我在家帮她培养感情。我用情地朗读课文,女儿浑然不觉,我给她讲故事时,模仿小动物的情感和语气,女儿难以忍受,"你不能好好说话吗?"我耐着性子告诉她,这是带着感情朗读,是声情并茂。女儿完全不能接受,后来,每次我给她讲故事时,她都明确提出要求"不讲那种有感情的"。

我老公是警察,常年在外地工作,人是好人,但就是冷冰冰的。我怀孕时就暗自下定决心,一定生个有暖和气的孩子,但人算不如天算。女儿5岁时和小朋友一起看动画片《猫和老鼠》,看到惊险镜头时,小朋友急老鼠之所急,大喊老鼠快跑快跑……我女儿冷静地拍拍小朋友的肩"叫什么叫,动画片里的猫是不会逮住老鼠的……"老公每次回来我都特别渴望他能多陪孩子玩一玩,但他不是说太累,就是去应酬,孩子长这么大,他抱孩子的次数都能数得过来。

我给女儿报了钢琴课。她的钢琴水平不错,现在处于瓶颈期,她很厌倦,我不知道是不是应该继续下去,如果不继续我担心她未来没有兴趣就放弃;而如果继续又担心她对钢琴留下阴影。丽珊老师,请您赐教! 谢谢您!

To:又之

透过你的描述我能感觉到你女儿的智力水平超出她的生理年龄,但她的情感体验则比较匮乏。仅从你的讲述中我归纳原因如下:一是你本人就不是情感丰富的女子,你在平时与人,特别是与孩子沟通中可能就不会带有强烈的情感色彩;二是因为工作的原因,你老公在孩子的成长中经常处于缺席的状态。你的孩子已经具有回避型依恋模式倾向了。

20年的心理咨询实践证明,在孩子成长中父亲是不可或缺的。现代社会,父亲为了获得更好的发展机会,往往选择到外地,或就算在本地也很少参与到陪伴孩子成长的各种事务之中，属于"缺席"状态。这种情况对孩子心灵成长造成深刻的伤害，并且这种伤害多是不可逆的。父亲参与孩子交往对孩子心理发展的作用是不可低估、不可忽视的。由于父亲性格、角色的特殊性，父婴交往对孩子发展具有独特的作用。父子对于孩子社会、情感、认知、行为等各方面的发展都具有重要的、不可替代的影响。

父亲是孩子重要的游戏伙伴。许多研究表明，孩子在头 3 年内与父母形成的关系类型是不同的：孩子痛苦时，他更多地到母亲那里寻求安慰；而当孩子想玩时，则更多地选择父亲。

父亲是孩子积极情感满足的重要源泉，是孩子重要的依恋对象。由于父亲与孩子交往、游戏更多的是与孩子玩兴奋、刺激、变化、多样的游戏，而非像母亲一样更多地做传统、安静、缺少变化的游戏，因此，在与父亲共同游戏中，孩子感到更多的兴奋、快乐与满足，更加愉快、活跃、活泼、开朗，孩子这种积极的情绪感受是母亲难以给予、无法满足孩子的。

父亲是孩子积极个性品质形成的重要源泉。父亲通常具有独立、自信、坚毅、勇敢、果断、坚强、敢于冒险、勇于克服困难、富有进取心、富有合作精神、热情、外向、开朗、大方、宽厚等个性特征，孩子在与父亲的不断交往中，一方面接受影响并不知不觉地学习、模仿；另一方面，父亲也自觉、不自觉地要求孩子具有以上特征，尤其对男孩要求更严格。如果父亲缺席，对孩子个性的发展特别不利，儿童年龄越小，影响越大。他们会缺少克服困难的勇气，具有较多的依赖性，缺乏自信心和进取心，同时在冲动的控制和道德品质发展等方面也受到削弱。

父亲参与孩子教养、与孩子多接触对孩子的社交需要的满足、社交技能的提高也具有极其重要而特殊的作用。父亲有助于扩大孩子的社交范围，丰富孩子的社交内容，极大地满足孩子的社交需要。同时，父子交往有助于使孩子掌握更多、更丰富的社交经验，掌握更多、更成熟的社交技能。这样的孩子在人际交往中更受欢迎。一方面是父亲影响了孩子的交往态度，使孩子喜欢交往，更加积极、主动、自信、活跃；另一方面，因为父亲在与孩子交往游戏中，更多以平行、平等的形式交往，采取积极、鼓励的态度，而较少自上而下的直接教导，不给孩子更多的操纵，这无疑有助于孩子学会更多的社交技能，特别是如何注意、识别、正确理解他人的情感信号，学会运用、调整自己的行为反应，并以此影响他人的行为。这对孩子学会在交往的过程中注意交往双方的情绪、行为反应,并相互影响,具有特别重要的价值。

父亲是孩子性别角色正常发展的重要源泉。父亲积极参与孩子交往,有助于儿童对男性和女性的作用和态度有一个积极、适当而灵活的理解;而如果没有父亲,男孩的男性特征和女孩的女性特征都会受到削弱。有研究表明,男孩在4岁前无法得到父亲的关爱,会使他们缺乏攻击性,在性别角色的测试中倾向于女性化的表现——他们喜欢非身体性、非竞争性的活动,如看书、看电视、听故事、猜谜语等。6岁以后失去父亲的关注对他们的独立性、攻击性、依赖性或性别角色的发展影响相对较小。

一些有关早年破碎家庭的研究发现,这些家庭中的女孩长大后往往拒绝做母亲和妻子。女孩若是在5岁前无法经常性地与父亲交流,在青春期与男性交往时会表现得焦虑、不确定、羞怯或者无所适从。因为她们缺乏一个稳定、可靠、有力的男性榜样。

父亲是孩子认知发展的重要源泉。孩子从母亲那里学到语言、日常生活知识、物体用途、玩具一般使用方法和艺术。从父亲那里学到更丰富、广阔的知识,更广泛地认识自然、社会,并通过操作、探索、变换花样繁多的活动、玩法,使儿童逐步培养起动手操作能力、探索精神,刺激、丰富孩子的想象力,培养孩子动脑意识、创造意识,并发展孩子旺盛的求知欲和好奇心。凡是与父亲在一起交往机会多的孩子,尤其是男孩,其智力较发达,智商也较高,父亲的缺失会影响孩子的数学成绩。

又之,就目前来讲,你孩子极易发展成为回避型依恋模式,要想让她调整为安全型依恋模式,必须要你老公参与进来,请他积极创造机会回家,每次回家都要给女儿带回一个小惊喜;在交流中发现女儿的优点,及时表扬或夸奖;向女儿传递一个信息:老爸超级爱你!爸爸在女儿情感养成中所占的地位是任何人无法替代的。

又之,在孩子成长过程中,成年人经常对孩子关心、抚爱,总是满足孩子的合理需求,使孩子与其共处时总是引起良好的情绪反应;而成年人对孩子过多斥责或忽视、冷漠,使孩子的合理精神需要总得不到满足,孩子与其在一起总是引起不愉快的情绪反应。长期缺乏父母的关怀和爱护,孩子形成孤僻、抑郁、胆怯、冷漠的性格特点。

又之，在日常咨询中女儿出现情感冰冷与母亲比较中性有着直接关系，要想让女儿有"暖和气"，你就要让自己成为一个极具女性特质的妈妈，就要有温情。你先让自己的服装女性化，然后帮孩子选择女性化的服装，比如泡泡袖、公主裙，并将她的发型弄得女性化，梳个漂亮的辫子……只要她穿着这样的衣服，你就要当众赞美："看我女儿好漂亮呀，好美丽呀！"给孩子正向强化。另外帮她选择一个可爱、善解人意、温和的女大学生做同伴导师，让她有机会观察和模仿大姐姐。

又之，培养孩子有爱心不能靠你的"玩心眼儿"，就像你让孩子帮助揉腿就显得太低级了，孩子一眼识破也是在预料之中。你要发自内心地爱她、欣赏她，帮助她建立起自我价值感。那么如何培养孩子的爱心呢？不能仅仅停留在周末给老人的电话问候，而是平时要用"情"感染孩子，比如买到什么好吃的，就自然说"你奶奶最爱吃，如果她在咱家就能吃到了"、"我特别想念我的妈妈，但我又是你的妈妈，所以不能扔下你去看妈妈，来吧，我给我妈妈打电话，你要不要和我妈妈说两句？"让孩子真切地感受到你是发自内心地爱老人，而不是出于礼貌，礼节性地问候。

又之，关于钢琴课的问题，原则肯定是坚持，等孩子大了，有个高水平的业余爱好可以增强她的自信心。她现在在技能学习过程中处于高原期，无论怎么努力，不但没有明显的提高，反而会有所下降，使孩子丧失学习的兴趣，对自己是否能够再提高充满了怀疑。度过瓶颈期的最好方法就是不要急于让孩子学新的高难度的曲目，而是巩固之前所学的曲目。多带她去看钢琴演奏会，让她感受到钢琴的美好，强化她继续学下去的欲望。

【丽珊女性幸福心理学】

　　孩子情绪体验和情感表达是需要学习的，父母要成为孩子学习的榜样！

我的孙女和社会青年私奔了

失去与母亲的联系,父亲再婚使女孩不得不依赖奶奶,但奶奶的强势和对母亲的攻击使女孩内心无法获得安全感,由此形成焦虑—矛盾型依恋模式。当她从社会小青年那里得到关心时,她便飞蛾扑火般地投入,粉身碎骨在所不惜。

见到齐女士时,我内心既充满了担忧又有一种悲凉,她的憔悴让我担心是否可以顺畅地交流;近 70 岁的人还深陷孙辈的成长纠结之中,无法安享晚年。

"丽珊老师,我是一位初一女生的祖母,我一手带大的孙女小昕竟然和一个 20 岁打零工的社会青年离家出走了,我病倒在床上已经一周了,孩子还没有找回来。我们家这是造的什么孽呀?"齐女士基本没有给我插话的空隙,自顾自地将情况介绍给我,我能理解她的这些话想了太久,却没有一个合适的人可以和盘说出来。

我退休前是一所小学的校长,在儿子小的时候特别注意生活习惯的培养。儿子上了名牌大学,现在在外企做研发,性格内敛,一直到 30 岁还没有谈女朋友。我当时很着急,就到相亲会上帮他相了个女朋友。女孩长得不错,热情、性格泼辣,第一次见面就喜欢上我儿子,死缠烂打追我儿子,因为年龄都不小了就结婚了。

婚后,他们总是磕磕绊绊。儿子后来告诉我,媳妇生活习惯不好,内裤很久也不洗……生孩子之后矛盾更加尖锐了。那时我还上班,无法帮助他们带孩子。孩子的外婆、外公从老家过来帮他们。儿子每天回家都特别压抑,媳妇一家三口的生活习惯都是一样的,儿子希望给孩子用的和吃的都干净些,但每次建议都被视为"瞧不起乡下人"的佐证。媳妇和丈母娘都和儿子吵。儿子因为精神恍惚造成一个不小的工作失误。多年从事管理工作,使我有个职业病,决不允许因为生活问题而造成工作上的闪失,为此我认真地找媳妇和她父母谈了一次话,没想到这次谈话撕破了脸皮,媳妇当着她母亲的面"控诉"在我们家多么压抑,多么被瞧不起……他们一家三口带着孩子回老家了,并且扬言和儿子离婚。我儿子不善于沟通,自己生闷气,想孩子……双方当时都不冷静,没有办法继续生活在一起了,孩子1岁半时就办理了离婚手续。双方都想要孩子,我可不能让我的孙女未来也成为没有良好卫生习惯的人。通过走司法程序,我们获得了孩子的监护权。

我从事一辈子教育,又把儿子培养得还不错,所以我有信心能够把小昕送进名牌大学。但这个孩子从小就特别顽劣,属于难教养型孩子,总是无端地哭闹,难以和同龄人相处。幼儿园时我给她安排到我们的合作园,有些担待还好些;小学就在我们学校上的,只要她不能得一百,老师们就给她补课……直到小学四年级,小昕成绩一直很好,也获得了很多的荣誉。但她从没有高兴过,总是拉着个脸,很幽怨的样子,我心里也堵得慌,太随她妈妈了,身在福中不知福,改不了的劣性根。

升五年级的暑假,小昕黑白颠倒,醒了就抱着电脑不撒手,和网友聊天。这么点的孩子聊什么聊。她不听管教,竟然还骂街,我狠狠地打了她……她大哭大闹,说我变态,赶走她妈妈,她要找妈妈……在她小的时候,我和儿子的确跟她说了一些她妈妈的不好,当时想打消她思念妈妈的念头,另外以她妈妈为鉴,做一个有品位的人,谁想到她整个理解反了。

为了吓唬她,我让儿子把她接走了。当时她爸爸已经再婚了,继母正怀孕,她又和继母大闹,轰人家离开……我儿子夹在中间特别为难。我担心儿媳妇动了胎气,就让儿子把她送回来。

小昕的五、六年级,我简直在噩梦里度过的。她偷同学的文具、和老师说谎、不完成作业,老师们碍于我的面子,手足无措,总是来向我请教教育方法。我有苦说不出，如果我有对付她的方法，她也不至于是这个样子呀……我心力交瘁，把她安排到一所重点中学，自己也灰头土脸地退休了。

小昕上初中之后变得更加放肆，说话时口头语就是脏话，她长得比较壮，满楼道追打男生……老师对她厌恶至极，她就处处和老师作对，学习成绩是年级倒数第一。回家就上网聊天，这个小青年就是网友。小昕后来发展到逃学找他玩，女孩子家这么不管不顾太容易出事了，我就找那个小青年谈了一次话。他态度强硬，说他根本看不上小昕，身材不好、长得不好、脾气不好，可只要他不理她，她就闹着要自杀，说从小到大就没有人爱过她……我表明立场，小昕的事情不用他管，只要他不联系她，不和她单独见面就可以了。可谈话没有效果，小昕还是逃课找他……我又找到小青年的老板谈话，晓以利害，让老板用工作来约束他……小昕知道后把家里的物品都砸了，拿走家里的两万元现金，和他离家出走了……

丽珊老师，您说我这是造了什么孽呀？我真后悔。当初就应该把她给她妈，有劣性根的孩子是难教化的，她只适应外婆家的模式和品味……

小昕的心理问题的确是由来已久。第一，是她的父母结婚之后就因为生活习惯不同而磕磕绊绊，还在母亲子宫里的小昕就体会到不安全和恐慌；第二，孩子出生之后，父母矛盾激化，尽管那么小的孩子不知道成年人之间的事情，但她能感受到紧张而压抑的气氛；第三，父母在她1岁半时离婚，她的生活中没有了妈妈的爱抚，她渴望得到爱，但却很难获得她所期望的爱；第四，在小学时，因为不能得100分就必须被补课，这不但不能使她体会到爱，反而会让她觉得压抑，做校长奶奶的孙女真累呀！第五，早熟的、身体较壮的女孩有深刻的自卑，同龄的男生不喜欢与她平等交流，她就用追跑来获得男生的关注；第六，成绩不好老师的厌恶使她不喜欢学校，她渴望到学校圈子以外去获得被关注的感觉，网络聊天既使她回避了现实的痛苦，又获得了与人交往的快感；第七，社会青年对她的接纳使她误认为这就是她一直期待的爱，她要紧紧抓住这份爱，当奶奶阻止时用离家出走抗议；第八，奶奶有着强烈的等级观念，前后多次提到"劣根性"，这提法将小昕和她未谋面的母亲捆绑在一起了，反抗奶奶成为她潜意识中最强烈的愿望。

给齐女士梳理了问题之后，尽管有些难以接受，但齐女士并没有辩解，做了一辈子教育的人是能够懂得一些教育规律的，她甚至会用这些讲给其他人，但医不治己。她表示愿闻其详。我注重分析了孩子与母亲的分离对于孩子依恋模式的形成的影响等几个问题。

首先是孩子与母亲的分离。在儿童心理发展过程中，儿童所接触的各方面的人对儿童的影响至关重要。儿童只有在与人交往、相互作用的过程中，才能逐步发展起其自身的心理能力和社会性。而对于幼儿来讲，最经常、主要的接触者就是父母和同伴。他们对幼儿的心理发展起着重大的影响，是儿童生活和发展的"重要他人"。

在幼儿早期的社会性交往中，与母亲的交往占据了最重要的地位。是母亲给幼儿喂奶、哄他睡觉、给他洗澡、换尿布、陪他看病吃药，在幼儿感到不舒服时给他消除不适刺激，给他抚慰，在他有困难、有危险时给他以帮助，母亲是幼儿日常生活的主要照料者。母亲还是幼儿游戏的主要伙伴，她和幼儿一起玩玩具、搭积木、绘画、拼图、玩藏猫猫、唱歌谣、讲故事。在日常照料和游戏中，母亲还不断和幼儿谈话，给幼儿指认东西，告诉幼儿物体的功用、日常生活常识，教给幼儿物体、玩具的用法、玩法，教幼儿礼貌、关心帮助他人、分享、谦让等社会行为常识和规范。为此，母亲对幼儿心理的全面发展起到了积极、重要的作用，影响孩子的认知、情感、社会性、行为等各方面的健康发展。

母亲对孩子的语言发展作用很大。她为幼儿提供最多的语音刺激，给予丰富的表达内容，提供最多的交流机会，引发幼儿表达愿望，教给幼儿陈述、请求、提问、赞同、否定、怀疑、对话等方式，给予幼儿最丰富的语言反馈。母子正常交往有助于幼儿语言正常、顺利地发展，如果母亲缺席，则会使幼儿的语言发展受损。

母亲对幼儿情绪情感的丰富和积极、健康的发展也起着重要作用。是母亲为幼儿提供了最多的日常照料和抚育，给予了最多的积极情感刺激，提供了最丰富的情感反应，作出了最丰富的情感表达和表情。母亲最多地抚摸、亲吻、拥抱幼儿，最多地向幼儿微笑、点头，对幼儿轻声说话、逗引幼儿发笑，最关注幼儿的反应和需要，并最注意满足。她最有助于激发和培养幼儿的积极情绪情感，在幼儿各种基本情绪的产生、分化中和高级社会性情感的形成、发展中都起着重要作用。

母亲也是幼儿社会性行为和社会交往发展的重要基础。在母亲的指导下，幼儿习得了大量的社会行为规范，形成许多良好的社会行为，如与人分享、谦让、团结、友爱地相处，关心、帮助他人，与小朋友轮流、合作、协商、尊敬长辈，讲礼貌等等。也是在母亲的要求、指导下，幼儿学会了参与交往、主动发起、邀请交往，并如何维持交往、解决交往中的矛盾、冲突，使交往顺利进行，习得了最初的社交技能，积累了初步的交往经验。从一岁半就与母亲分离，无论周围人，包括父亲和奶奶如何给予孩子爱都无法与母亲的爱相提并论。奶奶做错了一件事，就是对着孩子贬低她的母亲，这让她产生了劣等感，她不会因为获得奶奶的抚养感到骄傲，而会加重她内心的焦虑和不安，因为她的妈妈已经被奶奶轰跑了，那么奶奶什么时候轰跑自己呢？

第二是早熟女孩内心的自卑感。早熟对于女孩可不是什么好事情，丰满的体形过早地剥夺了她与其他孩子在一起无忧无虑游戏的资格，因为她的外形太成人化、太成熟了，男孩子会喊她"老大姐"。女孩为了掩饰内心的失落就会装作"我才不在乎你们"的样子。她们或是陷入自闭，或是和男生追追杀杀。女孩忍受内心孤独的时候，外形的成熟和内心的幼稚恰恰吸引了一些社会青年，他们主动靠近她、"关心"她。我曾经给很多早熟女生提供心理支持，她们众口一词地说，"大哥哥不在意我的外形，总是叫我小妹妹，比我们班的那些外貌协会的男生好多了。"中国传统的审美标准"女子要有阴柔之美"。这个审美标准就决定了女孩都希望自己身材瘦削、长相甜美，是群体中的妹妹。齐女士要充分体谅孙女的内心感受，好不容易有个哥哥接纳她，奶奶的一味阻拦无异于剥夺她"获得幸福"的权利，她的逆反已经没有理性了。

奶奶在充分换位思考之后，和孩子进行沟通，告诉小昕早熟绝不是坏事，这说明自己生理成长是正常的，生理的成熟要求心智也要同步成长。同学们喊你大姐没有什么不好，但是如果貌似大姐的人却做出幼稚的甚至可笑的事来，那就不好了。此时要加紧学习文化知识，锻炼自己诸多方面的能力，能力强了，分析问题的角度新了、高了，这样成熟的心智与成熟的体态相匹配，在相对缩短了少年期的同时延长了青年期。在群体交往中，如果发现同学有什么困难，可以给予他们帮助,到那时他们会像尊重真的大姐一样尊重你。你将成为同学中的领路人。

　　奶奶的态度发生变化之后,小昕答应接受我的心理辅导了。她很快与我建立了信赖关系,讲了很多她成长中被奶奶忽略的内心需求和在学校中遇到的困难,我逐一帮助她澄清,并提出了切实可行的学习方案,小昕在实践中获得成功,更加信赖我了。她开始尝试着和同学们交往了,在班里有了几个朋友。我觉得和她谈大哥哥的时机成熟了。我告诉她两个生活环境不同、心理感受不一样、面临的生存课题不同的人很难相互理解,由此会发生矛盾、痛苦、冲突,影响彼此之前美好的感情,不如将双方的感情退回到普通朋友,双方都不要对这份感情要求太高,这样会让友情持续时间更长……小昕接受了我的观点,开始拉大与大哥哥之间的距离,大哥哥逐渐淡出了她的生活。

　　对于焦虑型依恋模式的孩子,周围的成年人要通过各种方式给他提供安全感,而不能再无端地增加其焦虑了。

【丽珊女性幸福心理学】
　　母婴依恋指幼儿与母亲间的感情联结,表现为幼儿努力寻求并企图保持与母亲的亲密身体联系,因为同母亲在一起能使他得到最大的舒适、安慰与满足。依恋不是突然发生的,而是在幼儿同母亲的较长时期的相互作用中逐渐建立的。心理学家鲍尔比将依恋发展分为四个阶段:

　　一、无差别的社会反应阶段(出生—3个月)
　　这个时期幼儿对人反应的最大特点即是不加区分,无差别。幼儿对所有人的反应几乎都是一样的,喜欢所有的人,喜欢听到所有人的声音,注视所有人的脸,看到人的脸或听到人的声音都会微笑、手舞足蹈。此时孩子没有偏好。

　　二、有差别的社会反应阶段(3—6个月)
　　这时幼儿对人的反应有所选择,对母亲更加偏爱。幼儿对母亲和他所熟悉的人及陌生人的反应是不同的。这时幼儿在母亲面前表现出更多的微笑、咿呀学语、依偎、接近。对家里人的反应会少些,对陌生人更少,但依然有反应。

　　三、特殊的情感联结阶段(6个月—2岁)

　　从这时起,幼儿进一步对母亲的存在特别关切,愿意与母亲在一起,与她在一起特别高兴,而当她离开时则哭喊不让离开,别人无法替代母亲。当母亲回来时幼儿则能马上显得高兴。同时,只要母亲在他身边,幼儿就能安心地玩、探索周围环境,好像母亲是其安全的基地。幼儿出现了明显的对母亲的依恋,形成了专门的对母亲的情感联结。与此同时,幼儿对陌生人的态度变化很大,见到陌生人,大多不再微笑,而是紧张、恐惧甚至哭泣、大喊大叫,幼儿表现怯生。

　　四、目标调整的伙伴关系阶段(2岁以后)

　　两岁后,幼儿能认识并理解母亲的情感、需要、愿望,知道她爱自己,不会抛弃自己,并知道交往时应考虑她的需要和兴趣,据此调整自己的情绪和行为反应。这时,幼儿把母亲作为一个交往的伙伴,并认识到她有自己的需要和愿望,交往时双方都应考虑对方的需要,并适时调整自己的目标,这时与母亲的空间上的邻近性逐渐变得不那么重要。

我的生活已经没有了底线

幼儿阶段,家庭暴力会造成孩子形成紊乱型依恋模式,他渴望获得真爱,但对父母表达出的关切又表现得很冷漠,严重缺少安全感使孩子无法接纳自己,也无法被群体接受。

姜枚的生活真是一团糟了:她不知道下一秒钟老公会做什么,孩子会发生什么不测……

姜枚很强势,尽管她处于极度焦虑之中,希望得到我的帮助,但她在听我说话时会不停地点头,以示她已经全然明白我的意思,不用再耽误时间继续说下去,可以向纵深推进了。她频率极高的点头和大声的"嗯"让我几乎没有继续与她说下去的兴趣。为了让她平静下来,每当她点头时我都会停下来,请她说说对我所说内容的回应,发现她根本就没有听进去我所说的话,完全沉浸在她自己主观的世界里。

姜枚结婚后曾经掌管家里所有的钱物,老公唯唯诺诺,什么都不管。就在孩子出生前,老公与哥哥合伙买一个底商,根据老公的判断他们家是能拿出这钱的,与开发商签了合同,为了能够在总房款上获得优惠,交了一笔比较大额的定金。回到家说起钱的事才知道姜枚把钱投入股市,完全套牢,如果割肉则意味着损失 40%，如果那样根本交不上房款。老公怒了，姜枚根本就没有告诉过她在炒股票。姜枚埋怨老公不和她商量就交定金，老公埋怨姜枚自作主张炒股票，他们第一次动手了。

孩子出生后，姜枚的母亲来帮助他们带孩子。姜枚几个姨妈都嫁得很好，有房有车，还能出国旅游。姜枚父亲本本分分，除了退休金没有任何外快。姜枚心疼母亲，就给母亲买了全套的金首饰，还给母亲几万块钱。而这一切又是瞒着老公的，后来被老公发现了。老公再也不相信姜枚了，将财权要过去。姜枚觉得自己理亏在先，她表示只要老公不将给娘家的钱追回来，自己的工资卡也上交给老公，保证以后不再自作主张。

姜枚每个月都要向老公报账，她坚持了一年，实在控制不住自己压抑的情绪，就和他争吵起来。两个人之间没有了信赖，都很敏感，老公吵不过姜枚，第二次动手打姜枚时，把她的门牙打活动了，姜枚并没有跟娘家人谈及此事。去年老公打她时无意中拨通了姜枚父亲的电话，电话那边姜枚父亲听到女儿的哭闹声，很震惊，不知道他们发生了什么，就派在北京上大学的姜枚弟弟去看看怎么回事。弟弟到时，姜枚老公基本恢复正常了，还和弟弟说话，嘱咐他要好好念书，争取考研究生……弟弟临走时嘱咐他们千万别打架，更不能动手，别吓着孩子……老公点头称是。弟弟走了之后，老公无法控制自己的情绪，"什么东西，他个小毛孩子来教育我？"骂姜枚是小偷，将他的钱偷回娘家，骂姜枚娘家是卖闺女……

姜枚当时觉得老公就会欺负她，回了一句，"我弟弟在时你怎么不敢说这些呢？"老公一下子咆哮了，他给弟弟打电话，让他马上回来，并且在电话中把姜枚父母骂得狗血喷头。当时姜枚就意识到自己惹祸了，如果弟弟回来肯定是一场恶战，就在电话里高喊弟弟千万别过来……弟弟毕竟年轻，拎着木棍子就回来了，两个人撕扭在一起，姜枚老公嘴里一直不停地骂，姜枚弟弟抢过姜枚老公拿着的铁棍，把老公打得头破血流，如果不是姜枚拦着，弟弟很有可能会把他打死……老公报警了，弟弟被拘留了，老公被送进医院仅头部就缝了 28 针。

警察局考虑到是家人之间的故意伤害，以轻微伤处理，拘留姜枚弟弟15 天。姜枚认为老公根本不念及家人关系，惊动了警方，一气之下提出和老公离婚，带着孩子搬出去住了。老公很委屈，又到警局重新报案，警局将伤害等级提高为轻伤,姜枚弟弟将面临3个月以上的有期徒刑。强硬的姜枚不敢继续对抗了,又跑去求老公放过弟弟,老公提出找姜枚娘家索赔15万,姜枚必须回家照顾他的日常生活。

因为自己的家务事而影响弟弟的前途命运,姜枚实在不忍心,就答应赔老公15万,并且回家照顾他。老公总是虚呼他头疼,说他晚上总是做噩梦,姜枚纠集她娘家人来杀他……姜枚安慰他,他烦了就争吵,进而打姜枚……上半年有一次打架时,老公揪着姜枚头发往地上撞,她高声惊叫,吓得快三岁的儿子大哭,老公拿着孩子吃饭用的小铁碗砸过去,幸好没有打中,从儿子耳朵边飞过去,受了惊吓的儿子哭声更大了,老公过去拎着儿子甩到客厅里,儿子的脸整个拍在地上,晕了过去……

姜枚报了警,警察要求他们双方分开住,老公搬走了。姜枚将关注点放在儿子身上时,发现儿子太麻烦了。他总是一惊一乍的,有时要喝水,姜枚把水递给他,他又把水碗扔到地上……看到姜枚生气,儿子又苦苦地抓住她的衣服不放,但当姜枚想抱他时,他又满脸憎恶地看着姜枚,不让她抱……姜枚上班本来就很忙,下班从幼儿园接儿子回来还有那么多的家务,本来就已经够烦了,儿子的这种令人费解的行为让她不知道怎么回事。在幼儿园,儿子也表现得反复无常,好的时候嘴很甜,哄老师照顾他,围着老师转,没有任何征兆就会发脾气、摔东西,不让老师碰自己……老师总是向家长告状。

姜枚的生活全乱了,老公现在还不定期地骚扰她,让她做这做那,让她交出结婚八年来的所有账目,看她到底侵吞了多少共同财产……儿子也表现得越来越不正常。

姜枚告诉我:"我现在生活没有底线了,任由他们爷俩折腾,我不知道能够忍到什么时候,也不知道如果我不忍了,会是什么结局,我经常想和他们同归于尽……"

我现在的关心指数从高到低排序为孩子的安全、姜枚的安全,孩子身心的和谐。姜枚将自己当作人质押在老公身边,避免老公进一步追究她弟弟的刑事责任。而所有这一切都是姜枚一手造成的。

姜枚与老公的关系经过了一个清晰的演变过程:先是姜枚根本不把老公放

在心上，自己想干什么就干什么，闯下一个又一个祸；被老公喝止之后又成了小可怜，放弃自己对财务的最基本的管理，全部交给老公；有了负性情绪不懂得用适当的方式表达而是盲目反抗，深陷家庭暴力之中，将娘家弟弟裹进夫妻矛盾和冲突之中，引发官司；现在她生活中毫无底线，任由老公的各种"折磨"。但我又担心她能够忍到什么时候呢？她与老公之间新一轮的较量何时开幕？又会殃及谁呢？听着姜枚的倾诉，我脑海里一直映像着一篇文章《男人的福报是遇到好妻子》，没有好妻子，男人的人生将会陷入混乱，可能完全改变了之前的生活路径。

姜枚结婚之初老公是信任她的，将家里所有的财权交给她，我们看看她都做了些什么：不和老公商量自作主张去炒股票，亏损达到40%之高。这不是沉着，是不懂经济规律，在股市上没有人替你叫停，为你的亏损埋单。亏损这么高却没有采取积极的止损方案是无知和对财产的不负责任。如果娘家遇到经济困难，出嫁了的女儿经过和老公商量给予援助是正常的，而姜枚不经老公允许拿共同财产给母亲买金饰品来满足母亲在姐妹中的虚荣心，这不仅让老公对妻子有意见，也对丈母娘的人品有了怀疑。妻子的做事方式不仅影响自己在老公心目中的形象，也影响娘家人在老公眼中的形象，千万不要做让老公贬低自己娘家的事情。我想通过这件事，姜枚老公不会再尊重丈母娘一家人了。

暴力横行的家庭里，孩子内心没有安全感可言，他不知道父母何时因何事而争吵或拳脚相见，不知战火是否会殃及自己？这是怎样的心理环境呀？孩子目睹父母之间的互动，他知道了亲人之间才最有可能相互伤害、最可怕，由此他无法信任亲人，亲人尚且如此，那么别人呢？更不能信任了。这样的孩子容易形成紊乱型依恋模式。

多年来，我为大量家庭暴力的家庭提供婚姻治疗。我从中发现一个规律，暴力家庭的女性都比较强势，善于语言表达，得理不饶人，要用语言将男性压服；大多数男人嘴笨，打嘴架时根本不是妻子的对手，忍无可忍就会动手。家庭暴力就像破窗理论一样，一旦有了第一次，在未来应对争吵时都采取暴力。千万不要让男人第一次动粗是有效预防家庭暴力的最好方案，而预防第一次动粗的最好方案是妻子能够给老公留有余地，做事有分寸，别把他逼到墙角。

姜枚的老公是珍惜婚姻、顾及与妻子娘家人之间的关系的。尽管他内心对他们一家人有些意见，他还是克制自己，顾及大家面子。妻弟代表老丈人前来调解时，他有效地控制了自己的情绪，礼貌地送走妻弟，本身说明他不想把事儿闹大，而妻弟走后发发牢骚也在情理之中，姜枚的一句"我弟弟在时你怎么不敢说这些呢"将战火再次挑起，姜枚的这句话就充分说明了她平时是如何激惹老公的，她太不息事宁人了。姜枚的这一句话将她弟弟的前途毁了，他的简历中有了"前科"。姜枚也把老公和娘家的关系毁了，以后他们还怎么见面？姜枚更把自己的生活毁了，老公头部被严重打伤，缝合28针足以证明当时受伤的程度，在他内心留有恐惧的阴影是完全可以理解的，他内心的阴影会转化成为对姜枚的态度。姜枚最终让自己的孩子生活在不安定的状态之中，形成了不安全依恋模式，使这种火山口上的生活继续蔓延。

姜枚接受起我的分析来有些困难，"丽珊老师，说句心里话，我本来想和您诉诉苦，让您给我出点主意如何制服我老公，没有想到您分析所有问题都是我的，我真的难以接受。"我告诉姜枚，心理咨询是一种科学，是按照事物的客观发展规律来面对问题和解决问题的，简单的安抚绝不是心理咨询。好在姜枚是个职业人，能够职业化地面对这些，她用了一周的时间消化我的分析，在她能够接受之后，我们第二次见面时，她温和了许多，不再是那种掩饰性的"什么都懂了"。

"丽珊老师，这一周我认同了您的观点，觉得老公也不是那么不可理喻了。他本来就是好人，很老实，现在变成这样是我们俩互动造成的结果。"她态度的变化使我们有了进一步讨论孩子问题的基础。

所有的爱都是建立在平等的基础上的，无论你为这份爱付出了多少。如果你认为付出得多就拥有特权，那就大错特错了。在现实生活中，如果母亲对自己的婚姻不满，会不自觉地将孩子带入自己的婚姻关系中，让孩子了解母亲为婚姻付出得更多，父亲是如何"对家庭不负责任"，以便让孩子在亲子情感上具有倾向性。这种行为给孩子造成的伤害是潜在而长远的。

一是让孩子左右为难，孩子从内心是不想舍弃父母中任何一方的，为了迎合母亲，他们只能违心地有所选择；二是让孩子缺乏自信心，母亲在诋毁父亲时

"摆事实，讲道理"，孩子不免对号入座，进而否定自己；三是让孩子质疑成年人的权威感，"你连自己的事情都弄不好，怎么能给我有效的教育呢？"四是让孩子对爱情和婚姻产生负面印象，成年后一旦在感情上出现问题，容易陷入消极思维。

作为父母，在婚姻中遇到问题时不要回避，这恰恰是自我检视、自我成长的契机。这个阶段，一定提醒自己不要将负性情绪传递给孩子。

姜枚态度改变使其老公认为心理咨询是有效的，他主动和姜枚一起来接受了婚姻治疗。当他知道自己的行为已经严重地影响到儿子依恋模式的形成时，充满了愧疚，并表示以后再也不会有家庭暴力了，并且他要和我系统学习辅导儿子的方案，以便帮助孩子能够改善依恋模式。"你真是一个负责任的父亲！"我由衷地赞扬他。"丽珊老师，您千万别夸我了，我都后悔死了。如果我儿子未来人际交往不好，不能获得幸福，我还不得悔恨一生呀！"

【丽珊女性幸福心理学】

家庭暴力对孩子的影响是深刻的。成年人往往认为孩子小，不懂事，却不知道孩子意识层面没有记住的事情，潜意识却都记着，并影响孩子对人生的理解。

心灵作业：你的教养方式会让孩子
形成什么样的依恋模式

指导语：请认真阅读以下的教养方式，看看你的教养方式会让孩子形成什么样的依恋模式？如果你的教养方式无法将孩子培养成为安全型依恋模式，那么你就抓紧自我改善吧，你改善一小步，孩子成长一大步！

"安全型依恋模式"：这种孩子的父母认为，从孩子一出生，自己就应该做一个负责任的养育者。平时，他们对孩子的表情和发出的各种信号极为敏感，他们会认真分辨信号背后孩子真正的内心需求，并给予孩子正确的回应，他们乐意跟孩子进行亲密接触；主动地调节自己的行动以适应幼儿，而非以自己的个性、情绪要求幼儿，或把自己的行为习惯强加给幼儿；富有充满感情的、积极的情绪表达，与幼儿的接触总是充满爱抚；积极鼓励幼儿探索周围环境和事情，并在他们需要的时候对他们提供帮助和保护；喜欢与幼儿的密切身体接触，如搂、抱、亲吻幼儿，并从中感到快乐和喜悦。

"回避型依恋模式"：这种孩子的父母有多种类型。有的对孩子缺乏耐心，当孩子干扰自己的计划或活动时，生孩子气或怨恨孩子，对孩子的信号反应迟钝，或根本不予回应；有的对孩子经常表现出消极情感，即使对孩子表达积极情感，程度也很微弱，他们不会紧紧抱住孩子，不会热情地亲吻。他们往往刻板、僵化、以自我为中心和拒绝孩子。

"焦虑—矛盾型依恋模式"：这种孩子的父母看上去愿意与孩子进行亲密的身体接触，但他们常常错误地理解孩子发出的信号，不能与孩子形成同步互动。这些孩子当中有些属于难养育型儿童，易激惹或反应迟钝。他们的父母在养育过程中没有主见，养育方式自相矛盾。对孩子的态度取决于自己的心境，有时热情，有时冷漠，使孩子产生悲伤和怨恨，不能从妈妈那里获得必要的情绪支持，缺乏起码的安全感。

"紊乱型模式"：这种孩子的父母有暴力行为或暴力行为倾向，这里所说的暴力行为既包括行动上，也包括语言暴力，孩子在惊恐和慌乱中成长，他们根本不知道自己的哪个行为是对的，可以获得积极支持；哪个行为是错的，会遭到父母的暴力。他的退缩是为了避免遭受到伤害。

后记

孝敬父母使我们的人生更有力量

　　每个人都是带着原生家庭的烙印,按照自己对原生家庭的解读,诠释自己的人生价值。在体验自我内心感受的基础上应对外在世界,并依照外在世界的反馈固化自己的思维和行为模式,形成内外循环,由此书写自己的历史篇章。

　　原生家庭的价值观、行为方式、家人间情绪互动、依恋模型、夫妻沟通模式、家人互动的模式等都会对子女构成深刻的影响。有的经历刻录到潜意识中,左右着子辈的情绪和自我价值感;有的成为他们固化的行为模式,并在未来新生家庭中呈现出来。只有认识自己的原生家庭、接纳原生家庭,才不至于将原生家庭一些负面的元素带到新生家庭去。

　　我接待的大量来访者,无论他们具体问题是什么,但缺乏生命的能量,充满了无力感和无助感是他们共同的特质,追其根本就是无法与父母建立有效的情感链接。我的实证研究发现,母亲掌管孩子的情感、情绪,如果孩子与母亲情感链接良好,则善于管理自己的情绪,拥有和谐的人际关系……父亲掌管孩子的生命能量,具体表现为学业和事业的持续力,如果孩子与父亲情感链接良好,则有勇气面对挑战,并有信心攻克难关,赢得最后的胜利。

　　母亲在序言中说我的幸福源自内心的强大,而给予我强大的内心是父母给予我的无条件的接纳和无限量的爱。由此我坚信自己是被所有人接受和喜欢的，在人际交往中我的前提假设是"世界是美好的，每个人都是善意的，就算做出不够善良的事也仅仅是暂时没有想明白而已。"我经常沉浸在幸福的自问中"为什么人家对我这么好呀？我可得好好回报人家！"于是我遇到了无数位生命中的贵人——

感谢我的父母！

1976 年，8 岁的我躺在父母中间，一阵地动山摇，我从熟睡中惊醒——地震了，父母不约而同地扑到我身上，他们用自己的身体替我遮挡，用自己的生命保护我……那一瞬间我坚信父母爱我甚于爱他们自己！

正是这份坚信，青春期的我尽管有了与父母不一样的想法，但绝不与父母顶撞，努力建立个人信誉，当父母确信我已经具有很高的道德标准和自我管理能力时，他们尊重我的选择；

正是这份坚信，我敢于面对生活中的每一次挑战，"年少时，父母是我精神和物质的依靠，我因父母而有力量；成人后，我是父母的依靠，我要父母因我而自豪、幸福。"这是我前进的最核心动力。

正是这份坚信，我在心理咨询临床中，告诉亲子双方，在后喻文化时代，孩子知道的社会新知比父母多是正常的。鼓励孩子在精神层面"反哺"，在规范自己言行的同时，将社会新知讲给父母，提高双方沟通的和谐度；劝慰父母要虚心向孩子学习，使自己的思想与社会保持同步，与孩子在同一个频道中交流。

正是这份坚信，我充当爱的使者，将他们内心对对方的最真挚的爱有效传递，帮助一个又一个陷入负性互动的家庭，由爱出发，以正确的方式表达爱，逐渐恢复家庭自我修正的能量，走向和谐和快乐。

孝敬父母使我的人生有力量！

感谢我的每一位来访者！

他们信任我，从全国各地千里迢迢来到天津，邀请我走入他们的家庭，跟他们共同面对生活的挑战。为了不辜负这份信托，我不断学习，提高自己的助人能力，终于在从事心理学事业 20 年时，推出了可以复制的丽珊心理疗法。他们希望我能够将自己的经历写出来，他们表示自己曾经的痛苦经历如果对别人的人生有所借鉴，他们的痛苦也就有了积极的意义。本书特别献给这些可爱、可敬的来访者们！为了保护他们，我给他们起了化名。

感谢我的 NGO 同伴!

20 世纪 90 年代,作为中国 NGO(非政府非盈利组织)团队中的一员,我结识了许多爱心人士,他们拥有骄人的学历背景、成功的事业、博古通今、游历世界各地、以悲悯之心将自己超人的智慧和爱心奉献给全人类。Angel 就是他们中的一员,作为一家上市公司的 CEO,她听说我要写这套丛书,非常兴奋,认为这是惠及更多人的大善事,她经常放下繁忙的工作,打越洋电话与我讨论、分享,将自己的思考讲给我,并为本书写序,将丽珊心理疗法系统地介绍给读者。

感谢我的编辑们!

在我专业成长的道路上,编辑是最功不可没的。是他们对我的信任,给我搭建了一个又一个为公众服务的平台。我从事心理健康事业 20 年就和媒体合作了 20 年,天津人民广播电台的领导具有敏锐的觉察力和高度的社会责任感,自 1995 年起近 20 年间,我从来没有间断过在电台相关专栏中担任嘉宾主持,最忙的时候每周要做三档节目。平面媒体的编辑们帮助我策划一个又一个普惠大众的专栏、催促我定期写出稿子,写稿子过程是我对案例再认识,对咨询再反思的过程,这些对我的专业水平提高大有裨益。我的朋友圈中有一半以上都是媒体朋友,因为合作而成为一生的好朋友。感谢天津人民出版社的任洁老师,为了本套丛书的出版组织了多次头脑风暴、读者问卷,让我更加清楚受众需要什么?我用怎样的方式呈现更能最直接地帮助到受众。玮丽斯和张璐两位编辑用心、用情地编辑这三本书,在细微处打造精品。

感谢我的老公和儿子!

2013 年 7 月 11 日,是我和老公结婚 20 周年纪念日,20 年前两个笃信在白纸上画出最新最美图画的年轻人坐上南下的火车,开始了新婚之旅,那是我第一次走了那么远、那么久。旅途中老公对我无微不至地照顾使我坚信选对了人!和老公环游世界成为我当时许下的心愿。20 年间,我们的婚姻就像一曲华尔兹,他轻轻地给我手势,他进时我退,我进时他退,无论在旁观者眼中是否具有观赏性,但作为舞者,我们的内心甜美和幸福。我们始终陪伴在儿子身边,看着他一点点长高长壮,分享着他性格温和、人际和谐带来的快乐,幸福着他点点滴滴的成长。多年来,一家三口每到假期都会整装出发,游历了许多国家和地区,将世界作为我们人生的大课堂。

　　夫妻之爱、亲子之情是女性身体健康、幸福快乐、事业可持续发展的快乐源泉。感谢两位男子汉！

　　丽珊在这里为普天下为人父母者祈福！为孝敬父母的为人子女者祈福！

丽珊

2013 年 7 月 11 日于观水轩